Ⓢ新潮新書

里見清一
SATOMI Seiichi

「人生百年」という不幸

844

新潮社

まえがき

子供の遊びに爆弾ゲームというのがある。何人かが車座になり、音楽が始まるとボールを次々と隣に渡す。CD操作係がランダムに音楽を止め、その時点でボールを持っていた者が「負け」になる。

テレビのバラエティでタレントのゲームとしてもやられているが、この場合はどんどんふくらむ風船などを使って本当に破裂する「爆弾」になっていて、その時点で「爆弾」を手にしていた者が負けである。この場合、ただのボールと違って傍目にも「爆弾」が破裂する瞬間が近づくのが分かるので、よりスリルがある。

現在の医療はこの爆弾ゲームに似ている。

大病院は「急性期病院」を標榜し、どんなに重症であろうと「諦めずに」治療する。それはよいが、大きな基礎疾患（たとえば癌）や高齢による衰弱がベースにあると、さしあたっての危機を脱しても、患者は「元気に歩いて帰る」までには至らない。慢性期の老人病院に転院させたり、介護老人保健施設に入所させたり、もしくは自宅退院の場合でも在宅診療（開業医による往診などを含む）を導入したりする。

そうした慢性期の患者が、感染症などでまた状態が悪くなると、老人病院や施設の担当医は、もしくは在宅診療の医者は、急性期病院に治療を依頼する。これを繰り返していくうちにどんどん患者が衰えていくのは傍目にも分かるが、誰も自分のところでおしまいにしようとはしない。

どうしてか。家族が希望するから。患者を「見捨てる」わけにはいかないから。患者本人はさておき、家族も、医療者も、「破裂」することは即ち「負け」であるから、患者が死ぬことはあってはならないという前提で動いている。

実際に、ある報告では、100歳以上で亡くなった高齢者を病理解剖して調べたところ、全例で敗血症・肺炎・心不全などの「死因」は見つかったという。

ではこれらをすべて適切に診断し、治療すれば、100歳といえども死なずにすむかというと、そうかも知れない。しかし人は必ず死ぬ。むしろ、そうした高齢者は、そういう病気で亡くなったのではなくて、老衰したからそういう病気になって、治らなかったのだろう。

人は必ず老いて、寿命が尽きて死ぬ。

このような当たり前のことが認識されず、死は忌むべきもの、あってはならないもの、回避されねばならないものと思っているから、「爆弾ゲーム」は続くのである。

医学部では「人間は必ず死ぬのだ」と教えないのか?

細胞の死はあっても、個体の死は来ないとでも教えているのだろうか?

それでも、さすがにこういう馬鹿馬鹿しさに気がついた先生方も多いらしい。どうしてそれがわかるかというと、近年、死亡診断書の死因に「老衰」と書かれることが急増し、2018年の人口動態統計では、「老衰」が悪性腫瘍・心疾患に続く第3位になったそうだ。

むろん老衰で死ぬ人が急に増えた訳ではない。今まで心不全とか肺炎とかという「病気」で死んだとされていた高齢者を、病気は結果であって原因は寿命なのだ、と判断し始めたのである。おそらくは「肺炎」や「心不全」の患者と違って、「老衰」の人たちには積極的な治療はなされなかったであろう。

だがしかし、急性期病院の多くでは、相変わらず「患者の死」は回避すべき「負け」

で、そんなのに関わるのは自分たちの仕事ではない、と考えているようだ。

私は病院の隣の看護大学でゼミの教官もやっているが、今年度の学生の一人は、こういうレポートを提出した。祖父が病院で亡くなった。老衰であり、家族の誰も治療を希望しなかったのだが、弱っていく身体に点滴を打たれ酸素を投与され、ただ生かされているだけのようだった。医師には、「病院にいる以上何も処置しないわけにはいかない」と言われた、と。この担当医の台詞が、現代医療の大原則を露呈している。

一方で、医師も「働き方改革」で、無駄な仕事を減らし、時間外勤務を少なくしようというのが国策になっている。労働基準監督署の人たちは、多くのお役人がそうであるように、正義感に燃えて鵜の目鷹の目で病院の労務管理をチェックする。

ある大病院ではそのため、夜間休日の死亡患者の看取りを当直に任せようとなったそうだ。その通知では、「(予想外の)患者急変の場合はともかく、末期患者死亡の際に担当医が夜中に出てくるなどというような無駄なことはしないように」とあり、私は深い感慨を覚えた。私は30年以上にわたり、自分の患者が息を引き取った時には夜中でも明け方でもタクシーでかけつけている(私は車の運転ができない。ちなみに往復のタクシー代は自腹)のだが、あれは「無駄なこと」だったのか。そうか、ふ〜ん。

本書は、私が2017年7月から『週刊新潮』に連載しているコラム「医の中の蛙」からの抜粋編集である。だいたい3分の1をまとめてあるが、選抜基準は単発コラムとしての出来ではなく、医療に関係する話を優先して採用している（だから話としては面白いが医療と無関係なものは、「本」としてのまとまりのために涙をのんで捨てている。また、本文中の患者情報はプライバシー保護のため適宜変更していることをお断りしておく）。

というわけで、話の範囲が限定されているので、必然的にいくつかのトピックは重複して出てきてしまっているが、御寛恕《かんじょ》を願いたい。開き直って正当化すると、山本夏彦翁は、ある子供が翁のコラムをいくつか読んだ後で、「なんだ、この人は同じことばかり書いているじゃないか」と言ったと聞き、やっとわかってくれる読み手がいたかと莞爾《かんじ》とした、と書いていた。また、私が学生の時の東大小児科教授・小林登先生は、講義でよく「母子の絆」の話をされた。ご自身でも何度も繰り返しやったことを自覚されていたようで、「同じ話で申し訳ない」が、「聞くところによると、1回や2回聞いただけでは覚えられないが、7回聞けば身につく、のだそうだから、まあ我慢して聞いてくれ」とおっしゃっていた。

むろん私のコラムは「身についた」からといって役に立つような代物ではないだろうが、「あいつはあんなこと（ばかり）を書いている奴だ」というのがお分かりいただけて、またどこかで似たような話が出た際に、「そういえばそんなことを言ってる、変わった医者がいたなあ」と思い出して下されば望外の喜びである。

里見清一

令和二年一月

「人生百年」という不幸●目次

まえがき　3

I　最期の選択

1　癌患者のハッピーエンドとは何か　15
2　人工呼吸器につなげるのか　20
3　ピンピンコロリは実に難しい　26
4　内なる無法者としての癌　31
5　「人は死なない」を前提にしてしまった現代医療　36
6　ホスピスにて　41
7　何も考えなければ何も始まらない　46
8　事前の意思はコロコロ変わる　52
9　死を望む患者との対話　57
10　「生きねばならない」という偏見《バイアス》　62

Ⅱ 患者の事情

11 画面を見ずに患者を見よ 69
12 癌の心配しながら煙草を吸っても 74
13 素人感覚のままでいると迷惑だろう 80
14 最期に何をしたいですか 85
15 代替医療で得られるものは 90
16 贈り物はありがたく受け取るべし 95
17 それでも贈り物は断るな 100
18 「神の手」幻想が消えない理由 104
19 敵は病気かそれとも…… 109
20 看護大学を卒業する諸君へ 114
21 日本人は主治医を求める 120

22 財前五郎は「主治医」だったのか 125
23 何をそんなに怖がるの 130
24 「私が病気をこじらせたのですね」 135

Ⅲ 命とカネ

25 厚労省が口にしないこと 141
26 救命艇に乗るべきは誰なのか 146
27 邪悪なものは強い 152
28 医者の無駄遣いは止まらない 157
29 何のために長生きするのだろう 162
30 他人の金なら気前良く 173
31 気前のいい人は怪しい 178

Ⅳ　医者の事情

32　新人医師の採用基準は　185
33　引継症候群　190
34　医者の必修科目は何か　195
35　信頼と理屈　200
36　順天堂不正入試の科学的考察　205
37　どこまで「配慮」すればいいのだ　210
38　当たり前が当たり前でなくなると　216
39　救急隊の苦労を思う　221
40　人が死ぬのはそんなに嫌か　226

Ⅰ　最期の選択

1　癌患者のハッピーエンドとは何か

　私が国立がんセンター中央病院（当時）に赴任したのは１９９６年だから、その最初の頃から診ている患者さんとは、かれこれ20年のおつきあいになる。私は進行肺癌の診療が専門なので、ほとんどはステージ３や４の状態で治療を開始した。それでも長期にお元気な方がおられる、ということを意外に思われるかも知れない。むろん比率からすると少ないが、何人もいるのである。多くは私ががんセンターを辞め、病院を渡り歩いてもついてきて下さっている。この患者さん達は幸運だったと思われるだろうか。むろん運が良かったのではあろうが、「幸運だった」と完了形で表現するのは憚《はばか》られる。皆さん進行形で生きている。

北陸から来られたＡさん（以下、本書では患者さんの情報は変更されています）は当時60代、ステージ３Ａの肺癌に対して放射線と抗癌剤で治療したが、1年後に肝転移で再発した（ステージ４）。この段階で病気は「治ることはない」と判断される。それでももう一度、と強力に抗癌剤治療を行ったら、病巣が消えてしまった。そこまでなら時々ある話だが、通常は1年経たずに再再発する。ところがＡさんの癌はいつまで診ていても出て来ない。こういうことは滅多にないのだが、さすがにもうこれで大丈夫、治ったのだろうと外来で声高らかに宣言した。ところがＡさんはちっとも嬉しそうでない。聞けば奥さんが地元で胆嚢癌と診断されたそうだ。がんセンターの同僚にも診てもらったが有効な治療法はなく、半年も持たずに奥さんは亡くなった。がっくりして急に年をとったＡさんはしかし、それからもずっと新幹線に乗って私の外来に通っていた。

数年前には脳梗塞になり、杖をつきながらになった。もう80代も後半になり、すっかり弱ってしまったＡさんは、それでも「まだ死にたくない」と言って通っていたが、ここ1年ほどは顔を見ていない。息子さんから、「転んでしまって東京に行けなくなった。

いつ行けるようになるかは分からない」という電話をもらって、外来をキャンセルしたのは去年の夏のことだった。

長野在住のBさんは50代、ヘビースモーカーの大酒家で、早期の喉頭癌とともにステージ3Bの肺癌が見つかった。これまた化学療法と放射線治療で治ったが、治った後も酒とタバコはやめられず、大量長期のアルコールのため免疫力が落ち、放射線治療の副作用でダメージを受けた肺に重症の肺炎を併発し、タバコによる肺気腫とあいまって酸素吸入を常時行わなければいけなくなった。東京に月1回通院することはできなくなり、4ヶ月に1回、酸素ボンベを引っ張りながらふうふう言って出て来るのが精一杯になった。

その外来受診日が近づいたある日、Bさんから電話がかかって来た。長年支えてくれた奥さんが心筋梗塞で緊急入院したので来られないという。幸い奥さんはなんとか回復し、相変わらずBさんの面倒を見てくれている。70過ぎてこの体たらくになって家内に先立たれたら俺は野垂死だ。Bさんにとっては自分の肺癌や肺気腫より、奥さんの心臓病の方がはるかに怖いようだ。

東京のCさんは五十過ぎでステージ3Bの肺癌になった。私は抗癌剤治療の後で外科医に頼み込んで強引に病巣を切除してもらった。手術はうまくいったが、取った腫瘍の標本を調べたところこれだけでは再発は防げないと判断し、私は（無理だろうな）と思いつつも放射線治療を追加した。そのまま肺癌は治ってしまった。Cさんはその後政府の要職も務め、勲章までもらって数年前に退職されたが、九十何歳のお母さまが老衰して亡くなっていく様子を見て、「ああはなりたくない」と怖気をふるっている。もとへビースモーカーだったCさんには動脈硬化などもあって、脳梗塞のリスクもそれなりに高い。「脳梗塞は勘弁して欲しいなあ。先生、それまでにうまく死なせてくれませんかね」というのが、最近のCさんの口癖である。

同じく東京のDさんはAさんと同様にいったん再発した肺癌の治療がうまくいき、そのまま治ってしまった。しかしその時献身的に看病していた奥さんが神経難病になってしまった。Dさんは何年もの間、動けなくなり、認知機能も失われた奥さんの介護を続けた。娘さん二人は結婚して独立されていた。「家内が亡くなりました」と寂しそうに、しかしどこか安堵したように報告されたDさんに、前とは別の肺癌が見つかったのは間もなくのことであった。私はその前のレントゲンにも映っていた影を見つけられなかった。診断がついた時にはステージ4だった。

最初の肺癌から16年余が経過し、すでに75を超えたDさんに、前と同じような治療を受ける体力はなかった……というのは言訳で、今回は抗癌剤も全く効かなかった。状態は急激に悪化し、入院していたDさんが苦しんでいる、と病棟から呼び出しがあったのは朝の5時過ぎだった。当直がモルヒネを使ってみたが全く効かないと。すぐに病棟に行った私は、「苦しい、なんとかしてくれ」と暴れるDさんの肩を抱いて、「ごめんなさい。最後の最後になって」と言いかけた言葉を呑込み、「この期に及んで」と言い直した上で「こんなに苦しめてしまって」と謝った。Dさんは私を認めて、暴れるのをやめ、「先生、長い間、ありがとうございました」と苦しい息の下から礼を言ってくれた。私はモルヒネを増量し、ナースに鎮静剤を準備してくれと頼んだ。薬が効き始めるまでの間、私はDさんの背中をさすっていた。付き添いの家族のように。

Dさんは一旦薬で眠った後に一度目覚め、駆けつけてきていた娘さん達に「最後に先生にお礼が言えて良かった」とだけ言い残した後、また眠りについた。そのまま目を覚ますことはなかった。

Dさんはもう一度癌になってくれたから、私は最期を見届けられたのである。遠方のAさんやBさんを「見送る」ことは、私にはできそうにない。東京のCさんも、もしかして脳梗塞にでもなってしまったら、専門外の私の手を離れてしまう。
田中美知太郎先生の『人生論風に』（新潮選書）によると、古代ギリシャ人は「死ぬまでは、人間は、幸福であるとはいえない（結論できない）」と考えていたそうだ。ハッピーエンドというものがあるとしたら、私にとっては、Dさんである。あとの3人は、確かに「癌が治って良かった」のだが、まだ生きている。「幸福であった」と、完了形で結論することは、まだできない。

（2017.7.20）

2　人工呼吸器につなげるのか

進行癌の患者で呼吸状態が悪化した場合、人工呼吸器につなげて集中治療を行うかどうかは、難しい問題である。回復すればよいが、しなければプライバシーが保たれず面会も制限された集中治療室の中で、騒音と昼夜の別なく照らすライトの中で最期を迎える。「悲惨」といえる。

　癌そのものの悪化なら、回復の見込みはないからそういう「非人道的」な治療に踏み切ることはまずない。しかし癌患者には様々な合併症が起り、たとえば肺に限っても感染性肺炎・肺塞栓・薬剤性肺障害その他があり、いくつかは「治療可能（かも知れない）」と判断される、ことがある。そうなると、「元が癌だから」で諦められない場合も生じる。

　だったら、まずはやってみて、ダメだったら見切りをつけて「安らかな最期」に誘導すれば良い。理屈ではその通りだが、日本では、最初から「諦めて」集中治療をしないのは「尊厳死」とか言われて持て囃されるくせに、途中で「諦めて」人工呼吸器を外したりすると非合法の「積極的安楽死」となって、殺人罪に問われかねない。明らかな矛盾だが、法律的には仕方がないそうだ（最近ではしたり顔に、「ここ10年ほどは人工呼吸器を外して警察沙汰になった例はない」などと解説する「専門家」もいるようだが、法律で明文化していない以上、何の安心にもならない）。

　その他にも、「無理だと分かっていながら」大人の事情で「やってしまう」ことも、ないではない。御本人には申し訳ないが、どのみち死んでしまう患者さんより、残る家族の意向の方を優先してしまうのである。

Aさんはまだ40代の肺癌患者で、私の先輩の外科医が手術をしたが再発してしまった。「頼む」と言われて抗癌剤その他内科的治療を行ったが、経過ははかばかしくなかった。「この薬で効かなかったら厳しい」という治療を開始して間もなく、呼吸状態が悪化した。通常の（細菌感染による）肺炎ではないらしい。薬剤性のものでもないようだ。間質性肺炎と名前がつく、原因不明の肺障害が怪しい。癌の患者にはそういう、「わけのわからん」肺炎がよく起こるのである。この場合、ステロイド剤が効くことがある。

それを使うのはよいのだが、Aさんの手術をした外科医は、若い患者を助けようとして肺のかなりの部分を切除してしまっていた。呼吸状態は余裕がなく、薬が効くまで、もしくは効くかどうかの判定まで、もちそうにない。本人も家族もみな、「可能性があるのなら」と人工呼吸管理に同意した。

集中治療の結果、10日ほどでAさんの呼吸状態は改善し、人工呼吸器から離脱して自分で話せるようになり、食事も再開された。喜んでいたのも束の間、1週間経たないうちに再び間質性肺炎が悪化した。癌そのものも増悪しているようである。本人は呼吸困難が強く、もう自分で方針を決めるどころではない。この場合、残念ながら回復は絶望的である。再び人工呼吸管理をしても、苦しいだけで予後の改善は見込めない。そう説明したのだが、家族は「もう一度やってくれ」と強く主張した。

思いあまって外科の先輩に相談したら、「いっぺん助けちゃったのだから、今さら家族も諦められないよ。いくら前回と違う、つったって、素人には分からない。やるしかないだろ」と言われてしまった。結果はお察しの通りである。家族は「やることはやった」と満足そうだったが、Aさんご本人には悪いことをしたと思っている。

Bさんは70代も後半の患者さんで難聴もあったが、現役で会社経営をされていた。特定の遺伝子変異がある肺癌にのみ効果がある分子標的薬剤を使ったが、期待に反して効果はなく、その一方で薬剤性肺障害が起こり、一気に呼吸不全に陥った。私は家族に、直接的に呼吸状態を悪くしたのは薬の副作用であるが、癌そのものも悪化しており、見込みはないと説明した。

娘さんと娘婿さんが医療関係者で、「治療の効果が出ないのは残念ですが仕方がありません。一生懸命やって下さったのですから」とおっしゃってくれたのだが、「だけれど人工呼吸器につなげてください」と頼まれてしまった。なんでも、権利の譲渡などの手続きに数日かかるそうで、その間に死なれては困るのだと。

「やるんですか、先生」とレジデント（研修医）に言われながらも集中治療を行い、これもなんとか数日後には人工呼吸器を外せるところまでこぎつけた。しかしこの状態はもって24時間、その後はまた人工呼吸器が必要になるだろう。「手続きは終わりました。また悪くなったら、もう苦しまないようにして下さい」と娘婿さんに言われた。Bさんの奥さんは耳元で、「もういいからね。みんな大丈夫になったから」と叫んでいた。「もういい」とか言われてもなあ。

暗い話ばかりでもどうかと思うので、最後は明るく締めよう。私はその時、まだ駆け出しで、部長の下で働いていた。

60代の会社経営Cさんは、肺癌の治療前に敗血症を併発し、危篤になった。癌はまだ手つかずである。どうするかを息子さんと相談していた部長は、戻ってきて「やってくれ、ってさ。行け」と私に指示した。

なんとか敗血症を乗り切って人工呼吸器からも外れ、安定したところまでもっていった時、Cさんに癌の治療をする体力はギリギリ残っていた。そういう状態での癌治療は副作用も強く、非常に危険である。1コース目の抗癌剤治療を、こっちも死ぬ思いで行い、幸い効果も出て、歩けるくらいまで状態は改善した。まだ先は長い。

その時、Cさんがどうしても外泊したいと言って来た。私も部長も呆れ果てた。無茶言うな、やっとの思いでここまで来たんだぜ。だが本人は聞かない。息子さんも、仕事なら自分が十分やっている、と言っているのだが、いや仕事のことではないという。ではどうして、と尋ねても、言を左右にして理由を言わない。

翌日、ゲンちゃんというあだ名の、まだ20代だがやたらと貫禄のあるナースが、満面の笑みでCさんの部屋から戻って来た。「先生、分かりましたよ」。なんでも、Cさんは内緒で妾を囲っていて、事務所の引き出しの中に、女の写真や分け与えた財産などの資料があり、それを処分しないとまずいのだそうだ。

しばらく唸っていた部長は、「どうしますか、先生?」と聞く私に、「まあ、外泊を認めてやらんと仕方がないだろう」と呟いた。それからハッと気がついたようにゲンちゃんに向って尋ねた。「しかしお前、そんなことどうやって聞き出したんだ?」「まあ、私も大人ですから」。ゲンちゃんは勝ち誇ったように笑っていた。

（2017.7.27）

3　ピンピンコロリは実に難しい

どんなに医学が進もうが、病気が克服されようが、やっぱり人間はそのうち必ず死ぬ。だから、いかに穏やかに安らかに、つまり「幸せに」死ぬか、というのは大問題である。私はかつてこのテーマを中心とした新書を出し、タイトルを「あなたの死に方」にしようとしたが、担当者に「あまりに怖過ぎます」と止められた。『医師の一分』という新潮新書になったが、いまいちインパクトに欠ける。

それはともかく、巷間よく言われる「理想の死に方」が「ピンピンコロリ」である。つまり、ずっと元気で、ボケもせず寝付きもせず、ある日突然コロッと死んでしまうのがいい、というのである。周囲に迷惑をかけず、また本人も苦しむ暇がない、いいことずくめ、というのだが、果してそうか。

久坂部羊先生が、世間の人は「ピンピン」の部分にのみ目を向けて、「コロリ」のところを全く考えていない、と批判されたそうだが、全くその通りと思う。そこで僭越ながら私が、「コロリ」の部分を解説しよう。

まず、狙ってできるかどうかは別にして、医学的には「コロリ」は可能である。急性心筋梗塞や重度の狭心症発作による不整脈で一気に心停止に陥ってしまう事態などが相当する。まずはこれを考える。

長年のつきあいのある新潮社のわが編集者は、今までに三つの癌を治療したが、それとは別に、心室細動という致死性の不整脈で心肺停止の状態になったことがある。幸か不幸か、1週間の集中治療により完全復活した。彼によると、確かに発作の時に身体的な苦痛は皆無で、スイッチを切ったようにそのままブラックアウトしたのだという。ただ、周囲は大騒ぎであり、奥さんは後で「癌の時の100倍、大変だった」と零《こぼ》しておられた。

それは下手に「助かった」から、という見方もあろうが、そうとも限らない。私のよく知る外科医の先生は、定年退官後も元気で、世界を股にかけて手術をしまくっていたが、柔道の練習中に急死された。その後で、同じく外科医であった息子さんは途方に暮れた。それまでもロシアとか中国とかブラジルとか、あちこち飛び回っていたから、当然その時点でも予定がいろいろあったはずなのだが、どこにどういう約束があるか皆目分からない。本人しか知らないのである。まさか自分が死ぬなんて思ってもみなかったのだ。

ここまで極端でなくても、死なれてしまった後でどこにどういう預金や資産があるか分からない、という話はよく聞く。金融機関は、「個人情報保護」を盾に、なかなか教えてくれない。そして分からないものは最終的に銀行がガメてしまうのだから、火事場泥棒みたいなものである。

よって、文字通りの「ピンピンコロリ」である突然死は、少なくとも「周囲に迷惑がかからない」という点ではアウトである。ならば身辺整理を完璧にした上で、そういう突然死を待つのはどうか。ところが「コロリ」は狙って時期を調節できるものではなく、いつお迎えが来るかは分からない。上記の外科医の先生にとって、それまでじっと何もしないのは時間の無駄であろうし、明らかな社会的損失になってしまう。それに『葉隠』は「毎朝毎夕、改めては死に改めては死に、常住死身になりて」と説くが、そんな緊張状態はそうそう続く訳がない。

では「コロリ」の次善の方法として、たとえば癌であっても、検診など受けず少々の症状が出ても放っておいて、進行癌になるまで待つ、というのはどうか。発見した時には完全な手遅れで「あと1ヶ月」というのであれば、苦しむ期間はそんなに長くないし、最近は緩和医療が発達しているから、症状のコントロールはなんとかなる。

この方法は医者の中にも「推奨」する人がいるが、経験上、ほとんどうまくいかない。常日頃、「延命だけの医療は希望しない」、とか「身の回りのことで人の世話になってまで生きていたくない」とおっしゃる方の多くが、いざそうなると慌てふためく。その程度は、それまで「ピンピン」であればあるほど大きい。

ここで出てくる台詞が「そんなに急なことを言われても」「心の準備ができていない」であって、つまりは「ピンピンコロリ」を望むと口にする人も、実は「コロリ」の部分は考えていなかったのである。たまさか本人が「それだったらもういい」と言っても、家族が「そんなこと言わないで、私達のために頑張って」と掻き口説くと、なかなか我説を通すことは困難である。結局は「家族のために」治療され、その結果心ならずも「家族に迷惑をかける」というようなことにもなってしまう。

附言すれば、前述の心臓発作のように本人や家族には選択権がなく、外的要素により強制的に「コロリ」となる場合も、家族の方は「心の準備」ができていなくて悔いが残る、ということが多い。よって、「コロリ」に対して尋常ならざる覚悟と準備を整えていなければ、「ピンピンコロリは幸福な死に方」、とはなかなかいかないのである。

私は、そういう人間の弱さを非難もしくは嘲笑しようというのではない。できる訳がない。しかし、ではどうしたらよいのか、ということになると、良い解決策は思い浮かばない。ほとんど唯一の方法は「コロリ」を人為的にコントロールすることである。だから橋田壽賀子さんが「安楽死を認めよ」と主張されているのは、それへの賛否は別として、よくよくお考えになった上での、論理的な結論ではないかと思う。

医療者はどう考えているか。以前私の勤務していた病棟に、優秀なナースがいた。休憩室で、家族を看取るのならどういう病気がいいか、という話題になった。彼女はその時、長年の彼氏と結婚する直前だったが、独特のおっとりした口調でこう話していた。

「そうですねえ、癌で、先は見えていて、あんまり急でもなくて、くらいがいいですねえ。それで私は、十分看病して尽くしたのだけれど、体力的にまだ余力があって、『あなた、私をおいて死なないで』って、泣けるタイミングで逝ってほしいですよねえ。患者さんがなかなか亡くならなくて家族がヘトヘトになるのは、見ていても辛いですから」

この台詞を解説してもよいが、それはあまりに「怖過ぎる」か。

（2017.10.26）

4　内なる無法者としての癌

世の中には嫌なものが溢れている。あなたの隣近所にも、会社にも、「こいつがいなくなったらどんなにかスッキリするだろう」という奴は多いはずだ。そしてたぶん、あなた（や私）のことをそう思っている隣人や同僚もいるに違いない。いかにして隣の「嫌な奴輩《やつばら》」とつきあうか、は大きな問題である。

さらに困るのは、「隣の」でなく「内なる」無法者である。比喩的に「何々の癌」なんて表現も使われる。比喩も何も、私が扱うのは本物の癌を持つ患者さんで、その「癌」をどうするか、というのは私の本業そのものである。

最も一般的な対処法は、これを「敵」と看做《みな》し「闘う」のである。癌でなくても「闘病」という言葉はあるが、アルツハイマー病のように原因不明で、もしくは老化のプロセスで細胞が衰えてしまう病気（変性疾患という）だと「闘う」と言われてもピンと来ない。相手が人間でないとイメージがいまいち湧かないかも知れないが、それでも「癌細胞」という「敵」があれば戦闘モードを設定できる。

ところが、我々は普段何の疑問もなくこういう言葉を使っているが、実はこれが患者に相当の負担を強いているらしい。イギリスのランカスター大学の先生たちによると、「敵」とか「戦闘」というような戦争用語を使うと、患者は治療を受けるのに尻込みする傾向があるという。またこういう言葉で病気の治療を表現すると、「戦闘」に「敗れて」死ぬのは、自分が弱く、諦めたからだ、という自責の念を患者が持ってしまうとも報告されている。オーストラリアの医師も、「こんなの、戦争映画やフットボールの試合みたいだ」と、同様の指摘をしていた。イギリスの先生たちは"battle"（戦闘）という言葉を"journey"（旅）に言い替えることを提唱しているが、これを日本語でどう表現するのか、そもそもこの語感がピタッとくるものなのか、私にはよく分からない。

一方で、日本の患者さんは、癌と「共存」を通り越して「共存共栄」なる表現をよく使うが、これはあまりに嘘っぽくて適切とは思えない。なんでもかんでも一つ覚えの「友愛」を唱えたバカがいたが、それと同じような無理筋と思える。どう考えたって、できることなら癌は「根絶」「抹殺」したいが、できないからやむを得ずの「共存」なのである。

こういう「内なる無法者」対策の比喩として、私はよく、患者や家族に対して、「家の中にネズミやゴキブリが巣くっているようなもので、いろいろ対策は打つのだが、完全に撲滅することは難しい。家を焼き払えば、向こうも全滅するだろうがこっちも困る。そういうのがいるかと思うと嫌で嫌でたまらないが、仕方がないから一緒に住むしかない」という言い方をする。患者さんとしても不満だろうし、こちらとしてもしっくり来ないのだが、この辺で勘弁してもらっている。「たかが言葉」なのだが、適切な用語がないのは、適切な戦略を描けていないことの裏返しでもあるのだろう。

さて癌治療は進歩しているが、いまだに内科的治療で根治までもっていけるのは少数派である。現在の進行癌治療では、癌を一つの「慢性病」とする、というのを当面の目標としている。つまり、糖尿病などと同じく、治ってはいないけれどもさしあたり生活に支障はない、という状況を目指すのである。嫌ではあるがすぐにはどうこうならない「持病」として「つきあってもらう」ということになる。

だがしかし、患者からすると、これはある意味、無限の緊張状態を強いられる。どう言い繕ってもなんたって「癌」なのだから、いつ爆発するか分からないものを無期限に背負っていくことになる。

ところが幸か不幸か、そうした「緊張状態」というのは長く続かない。とくに治療がある程度軌道に乗って、病状が小康状態になると、患者はよく、治ったかのごとき気になる。これは、「死の恐怖」のような心理的苦痛から自分を守ろうとする防御メカニズムで、専門用語で「否認」という。報告によると、一般的には治癒する可能性がゼロであるはずのⅣ期で治療を受けている肺癌や大腸癌の患者の7割は、「治る可能性がある」と思っているらしい。そして皮肉なことに、そういう患者は、病状を正確に認識している患者よりも担当医との関係が良好だった。

ただし、こういう患者はいずれ必ず再発し、死に至る。我々は、その時のショックを和らげるために、小康状態の患者に対し、厳しい見通しについて「念を押す」べきか、それとも楽観のままに放置すべきか。

私は自分が勤務する病院の隣にある看護大学で1年生のゼミを受け持っていて、学生にいろんなテーマを与えて発表させたりレポートを書かせたりしている。実はこれが、私が学生に最近与えたテーマの一つである。A子は、「人の生と死は常に隣り合わせである。死が目に見える時になってこそ、自分が何であるか、何をしたいか考え、自分の生とは何か見つめることができる」と論じ、「念を押すべきだ」と結論した。もう一人、B子は、「再発してしまった際、『覚悟をしていた時』と『覚悟をしていなかった時』のショックの大きさは確かに『覚悟をしていなかった時』の方がはるかに大きいだろう。だが、ショックに変わりはない」、よって「念を押すべきではない」と反論した。

もちろん二人とも「正しい」。私はA子に、『葉隠』を読んだことはあるかと訊いてみたが、存在も知らないそうだ。だが彼女の論理は『葉隠』そのものであり、一つの理想と言える。ただし、普通の患者がそこまで悟るのは難しい。また、お化けが怖いのは、いきなり出た時ではなく、「出るぞ、出るぞ」と思っていたらスッと後ろから現れた時だ、という話もあるから、恐怖は覚悟によって軽減されないのかも知れない。一方、B子の「現実的」方針を採る場合は、「再発した時の大きなショック」に備えていなければならない。落差が大きいと衝撃は壊滅的で修復不能になりかねない。

話の前提として、我々は「嫌なもの」との共存を余儀なくされている。八方丸く収まる方法などあるはずがない。私は、勇敢な戦争用語で患者を叱咤激励するより、歯の浮くような「友愛」理想論を並べるより、彼女ら看護学生たちと普通の言葉で会話しているのが一番「正解」に近づけるような気がするのである。教えてもらっているのは私の方らしい。

(2018.3.8)

5 「人は死なない」を前提にしてしまった現代医療

本来は医療者の必修科目であるべき「人が生まれる時」「人が死ぬ時」のケアは、各々独立した専門領域となってしまっている。前者は産科という昔からの専門科であり、ここでは立ち入らない。一方、少子高齢化が進み、「生まれる数」は少なくなったが「死ぬ数」は今後も増加する。それなのに「緩和医療」「ターミナルケア」として、後者が特別な領域になり、一般の臨床医から離れた存在になるのには、それなりの理由があるはずである。私は、現代医療は、基本的に「人間は死なない」ことを前提としていると感じている。

私の祖母は20年ちょっと前、82歳で、腎不全で死んだ。田舎で付き添っていた母から、いよいよ危ない、という連絡を受けて、私は同僚の腎臓内科医に相談した。「80歳を超えて血液透析を導入しても、良いことはないぞ」と言われた。私は理由を訊かなかった。これだけで、「ああ、そうだろうな」と納得してしまったからである。

死ぬ2日前、祖母に会った。意識はクリアだった。私は、「おまえとももう最後だ」と言う祖母と、長い間抱き合って別れた。祖母の直接の死因は腎不全からの不整脈で、透析とペースメーカーでもう少しは延命できたかも知れないが、それはつまり「もう少し苦しめていた」ということでもある。

今、私の周囲を見渡すと、90代で透析導入する患者なんて、ザラである。血液透析は長時間拘束され、相当のストレスを伴うので、お年寄りの中には嫌がる人も多い。なだめたりすかしたり脅したり、はては押さえつけたりしてやっている。透析は、やめれば死ぬ。死は防がなくてはならないのだ。

自分で食事ができず、無理して飲み食いするとむせて誤嚥性肺炎になる、という老人は、昔は老衰としてそのまま天寿を全うしたが、きょうびはなかなか死なせてもらえない。酸素吸入や点滴は言うに及ばず、胃瘻《いろう》を設け、もしくは高カロリー輸液をして、命を延ばす。本人が嫌がって管を抜かないようにと、手足の抑制も行う。それでも肺炎になったら、抗生剤を使う。患者は10年間寝たきりで、5年間一言も発していない、としても、そんなの関係ない。病名は「脱水」や「肺炎」であり、そういう「病気」は「治療可能」なのだ。ベースにある（はずの）老衰は無視される。もしくは「脳梗塞後遺症」とか「アルツハイマー病」とかいう「さしあたり生命予後に関係ない持病」として棚上げされる。

その「治療」開始の前に、一応家族に相談をして了解は取る。だが家族だって、「持病は今のところ命に別状ないが、この肺炎は、治療しなければ死ぬ」とか言われたら、「お願いします」と答えるしかなかろう。「もう年だから、いいです」と言うには、相当の覚悟を必要とする。

私の知人で、ある大学病院の先生は、数年前に80代後半のお母さまを看取ったが、ご本人の事前の意思により、肺炎で入院した際に抗生剤も使わず、対症療法で苦痛をとるのに徹したそうだ。この時、身内からは非難囂々であり、弟さんからも「兄さんは母さんを見捨てるのか」、と詰《なじ》られたという。確かに本人がそう言っていたかも知れないが、病気は末期癌なんかではなくて、治療可能な肺炎なんだぜ、と。そりゃあ、年だからいずれは死ぬのだろうが、それがなぜ、今なのか。

病院側からすると、運ばれて来たら治療をするデフォルト（初期条件）になっている。最近の大病院は「急性期病院」と称し、とにかく「治るものは治す」。むろん老衰の要素は治せないが、それではすぐには死なないから、そのままで慢性期の施設に送る。急性期病院で死ぬことは想定されていない。

一方、慢性期のケア施設では、状態は安定していることが前提である。確かに持病はあるが、それは後遺症とか慢性病とかで、今日明日どうこうはない（はずである）。よって「命に関わる」状態に悪化した時は、何らかの「急性合併症」が起ったはずで、それは「治療可能」なはずだから、急性期病院に送る。ここでも、死ぬことは想定外である。

唯一死ぬのも仕方がない、と思われる病態は癌くらいだが、これにしたって、外科医は手術が終わったら、「あとは自分の仕事ではない」。内科医も最近は、薬物で癌が治る可能性が出て来ており、張り切って治療するのだが、多くの場合いずれ治療は不可能になる。その時は「もうやることがないから、緩和ケアに行け」。癌なのだから、いずれ進行して死ぬのは分かっていたはずなのだが、自分の仕事は「治療」であり、症状緩和と死ぬところの面倒見は、「それ専門」のところがふさわしい、というのがその言い分である。

かくして、すべての病院やケア施設は、もしくは医者は、人が死ぬことを想定しない。少なくとも「自分のところで死なれる」ことはない。それは防ぐべき事態なのである。死ぬのはそれに特化した、いわば「専門業者」の領域であり、自分たちの目にはふれない。一般人も、これだけ医学が発展して、癌でも治り、100歳も当たり前の長寿時代になったのに、80や90で肺炎や腎不全など「治療法がある病気」で死ぬなんて、とんでもないと考える。

想定されない事態は対策もとられないから、医学部の教育にも反映されない。試験にも出ない。知識を詰め込み国家試験に合格することに汲々とする医学生は、そんなことに眼もくれない。かくしてそれぞれの専門分野に（のみ）通じた、オートメ工場の各工程の熟練工のごとき医者が量産される。資本主義の「能率化」を皮肉ったチャプリンの「モダン・タイムス」さながらである。「死ぬこと」を外して、「全人的医療」もへったくれもあるまいに。

だが摩訶不思議なことに、私がゼミで教えている看護大学1年の学生たちは、私が何も言わないうちから、「人間は死ぬものである」ことを理解し、「（人が死ぬ）その場にいるのは、自分たちの仕事である」と考えていた。この問題意識と使命感はどこから来るのか、いまだに分からない。
いずれにしても、医者がどう思っていようと、人は死ぬ。私の祖母も、かの大学病院の先生のお母さまも。二人とも、幸せであったろうと、私は思う。看護大学の教え子たちもそのうち、そんな患者さんの側につくことだろう。

(2018.6.28)

6　ホスピスにて

Ｉさんという60代の女性が外科から回ってきた。数年前に肺癌手術を受け、その時に狭心症と間質性肺炎も見つかった。間質性肺炎は原因不明の肺の慢性疾患で、徐々に肺の機能が落ちていく。時として急激に悪化すること（急性増悪）があり、これが致死的になることも多い。

外科医はこの時、彼女の肺に別の癌を発見した。切ろうと思えば切れる大きさだが、小細胞癌というそのタイプは抗癌剤が比較的よく効く。合併症のことも考えた外科医が私に頼んできたのだ。Ｉさんはご主人と二人暮らしで、会社を経営されている。お子さんはない。会社の代表はご主人だが、実質的なトップはＩさんで、「病気についても、旦那さんはオロオロするばかりだが、本人はしっかりしている」と外科から申し送られてきた。

抗癌剤治療をやり、残った病巣に定位放射線治療（ピンポイント照射）を行い、また再発し、同じ治療をする。３年が経った。その間、Ｉさんが一人で来られることもあったが、ご夫婦一緒の時は、ご主人はひたすら心配そうにしていて、私よりもＩさんが「大丈夫だから」となだめることが多かった。

その日、レントゲンと採血のデータを確認した後、私はＩさんを診察室に呼び入れた。鈍い私は、様子が違っているのにあまり気づかなかった。「調子はどうです？」「あまりよくない」「どうして？」「主人が急に死んじゃって」「え？」

ご主人は本当に急死で、朝起きたら亡くなっていたのだという。私は言うべき言葉もなかった。ただ診察室でＩさんを抱きしめた。途端にＩさんは堰を切ったように泣き始めた。次の外来でもIさんは私と抱き合って泣き、その後で「もう大丈夫」と笑顔を見せた。それからしばらくは、病状も安定していた。会社はもともとIさんが切り盛りしていたので、順調のようだった。

私が病院を異動した時、Iさんもついて来られた。このまま治ってくれるか、と思ったがやはり甘くはなかった。病気は再発し、抗癌剤治療が一時的に効くものの、再発予防の放射線照射はもうできなかった。間質性肺炎と以前の放射線治療で肺のダメージが限界にきていた。何度目かの再発、抗癌剤治療。徐々に効果は薄れていった。Iさんは後期高齢者になっていた。

Iさんが息が切れると訴えてきた。私は在宅酸素療法導入のため、いったん入院させた。ほんの数日の予定だったが、入院中に一気に悪くなった。間質性肺炎の急性増悪である。ステロイド剤を用いてなんとか危機を脱したが、もう肺癌に対する治療はできない。Iさんは「これでまたあと1年くらいは保つでしょ」と言っていたが、私は曖昧な返事しかしなかった。間質性肺炎が落ち着いてくれていても、悪性度の高い小細胞肺癌に対する治療が不可能になった以上、予後は半年もない。

ステロイドによる骨粗鬆症（骨の脆弱化）も加わって、Iさんの具合は悪くなった。

会社も整理して、いまや一人暮らしのIさんに、私は何度か入院を勧めたが、彼女は嫌がった。「近所の人がよくしてくれるから大丈夫」と。それに、「猫もいるから」

Iさんがいよいよ音を上げて、自分から入院の準備をして外来に来た。直接の原因は骨粗鬆症による胸椎の圧迫骨折だったが、CTでは肺の病巣も大きくなり、また肝臓にも転移が出て、急激に広がっていた。

経済的に余裕があるIさんは、いつも入院する時は差額個室だった。私は、病態から考えて、もとの生活はもう無理ではないかと思う、うちの病院のホスピス病棟に入らないか、と話した。身よりはなかったが、「子供の頃から家族ぐるみの付き合いで、自分の娘同然」という方がいて、その人もホスピス入所を勧めてくれた。私の病院のホスピス病棟は、個室料金を取る「有差額」の部屋と、「無差額」の部屋がある。後者は当然ながら順番待ちが長い。安くはないが差額料金を払ってくれればホスピスへの入所は比較的スムーズである。「失礼ながら」と私はIさんに尋ねた。「ぶっちゃけ、どのくらいお金があるの？」「××万円くらい」「じゃあ、大丈夫だ」。2～3年は入院できる。そんなに、長くはならない。

ホスピス病棟ではIさんの担当医は緩和ケア科の医師に代わったが、私は毎日同じように回診していた。ある時、私は風邪を引き、週末を挟んで4〜5日寝込んでしまった。久しぶりにIさんのところへ行くと、「先生、どうしてたの?」と訊かれた。「ごめん、風邪引いて」「良くなったの?」「今はもう大丈夫」「気をつけなきゃ」。末期癌患者のIさんが、私の心配をしてくれていた。

Iさんの状態は予想以上に安定し、一時退院もできた。10日ほどの退院の後に再入院してきたIさんは、私やホスピス病棟のスタッフとの再会を喜んでいたが、「ここへ戻ってくるのは、うれしいけれど、悲しい」とつぶやいていた。

ある日緩和ケア科の部長から、Iさんがよそから焼酎をもらったが、みんなで飲んでほしいと言っている、と聞かされた。ツマミは病棟が用意し、勤務が終わってから、病室で酒盛りが始まった。Iさんは「私はいらない」と言って、緩和ケア科の医者と私が飲むのを眺めていた。看護記録には「お茶会」と記載されていた。

Iさんは徐々に動けなくなってきた。ただベッドの上で横たわるだけのことが多くなった。ホスピスのナーススタッフがあれこれと世話をしてくれて、Iさんは「気持ちいい。天国にいるみたい」と礼を言っていた。ただ、天国とはなんと退屈なところだろう。私がベッドサイドに行くと、Iさんはいつもテレビをつけていたが、ほとんど見ていなかった。「つまらない？」と私が聞くと頷く。「テレビも面白いものがないしね」「そうなのよ」

そういう台詞もだんだん聞かれなくなってきた。私は相変わらず病室に出かけたが、何も言わず、ただベッドのわきに座って、目を瞑っているIさんの手を握っていることが多くなった。5分、10分とそうしていると、Iさんは次第に泣き顔になり、目から涙が溢れてくる。その表情は、ご主人を亡くした時と、似ているようでもあり、違うようでもあった。私はその顔を見つめながら手を握り続けた。Iさんはなかなか、「もう大丈夫」と笑ってはくれなかった。

(2018.9.27)

7　何も考えなければ何も始まらない

郷里にいた時代、私は祖父母および母の兄である伯父一家と半同居していた。船乗りの父は留守の方が多く、伯父は私の父親も同然であった。

私が医者になってから数年後、その伯父が化膿性髄膜炎で入院したと聞かされた。診断が遅れてしまい、意識障害をきたしてから大学病院に搬送された。抗生物質などでの治療は開始されたが、状況は厳しかった。

急ぎ私は郷里に帰った。大学病院の医療チームは非常によくしてくれたが、仮に救命できたとしても高度の障害が残る可能性があり、「そのような場合、どこまでの治療を行うか、ご家族でよくご相談ください」と言われた。この意味が、伯母には分からなかった。私が「植物状態になったりしても、気管切開だの人工栄養だのというような延命や救命処置をやるのか、ということだ」と身も蓋もなく解説すると、伯母はじめ皆黙ってしまった。私は「まあ、植物状態ということは、助かったうちに入らないよね」と言うと、みんなほっとしたように「そうだ」と頷いた。

これで何が解決したわけではない。私はただ、「植物状態にならないでほしい、救命されるなら回復してほしい」という願望を口にしただけである。医療チームからはそういうオール・オア・ナッシングではない時のことを打診されたのだが、私たちは自分らの願望で思考を停止させてしまった。

幸か不幸か、伯父はその後脳梗塞を併発して救命不可能の状況になり、家族は思考停止状態のまま「純粋に」悲しむことになった。

『歎異抄』の中の親鸞は、「念仏で本当に浄土へ行けるのか、地獄行きとなるのか、私は何も知らない」と開き直っている。ただ自分は他に修行や徳行を重ねることができない身であるから「とても地獄は一定《いちぢやう》すみかぞかし」であり、仮に（師匠である法然に）騙されていたとしても後悔はしない、と言うのである。そして、自分の信心はかくのごとしなのだけれども、門弟や信徒たちには「念仏をとりて信じたてまつらんとも、またすてんとも、面々の御はからひなり」と宣言している。

これを信じてついて行く善男善女たちは、「ただナムアミダブツと唱えて、極楽往生できればいいなあ」という願望のもとに、思考を停止することになる。直接的には親鸞に、「どうせ分からないのだから考えるな」と指示されたのだが、圧倒的多数は「何も考えずに済む」ことを歓迎しただろう。伯父の病気の際の我々と同じである。

もちろん、そんなことでは納得できない人々もいる。出口治明『全世界史』（新潮文庫）によると、初期の仏教が都会のインテリ信者に寄りすぎて農民や貧民が分かりやすいヒンドゥー教に流れ、それを防ぐために念仏や題目を唱えさせる「大乗仏教」が紀元前後から1世紀にかけて生まれた。ただそれでは物足りない、もっと高尚な教えはないか、というインテリの要求に応えて7～8世紀に密教が生まれた、という。

この、「余計なことは考えたくない」という念仏派と、「考えてこそ人間だ」といういわば密教派の対立は、その目で眺めるといろんなところに見て取れる。大概は念仏派が優勢のようである。それが人情なのだろう。私も、伯父の髄膜炎の時、そちらに流れてしまった。

いわゆる「平和憲法」の問題もこれで理解できる。理屈から考えると、戦争は他国との問題であり、クラウゼヴィッツの言う如く「政治の延長」なのだから、自分だけ放棄したとか言って済むものではない。当然、国際環境や諸外国、特に隣国の状況によって左右されるはずである。だから密教派からすると、「平和憲法を守れ」という念仏派はただの思考停止に見える。だがしかし念仏派は、この念仏で平和が守られるのならこんなに有り難いことはない、余計なことをぐじゃぐじゃ言って信心の邪魔をするな、というのである。そして戦後の日本ではずっと、念仏派の方が優勢であったようだ。

また、口に出す「願望」ではないが、東京では高層ビルの建設ラッシュが続いている。私の住むマンションの部屋もそれなりの高層階にあり、3・11の時に私は家にいなかったが、家内と娘は長周期振動に振り回されて死ぬ思いだったそうだ。これより高いビルをボンボン建てて、大地震が襲ってきた時に本当に大丈夫か、と私は思うが、そういう話は滅多に出ない。出てくるのはたとえば、渋谷では次にここが建ってその次にここに出来て、というCGばかりである。なんとなく、あそこにもここにも建てていれば地震も来なくなる、みたいな錯覚に陥っている感じがするが気のせいだろうか。

そして、最大の「考えたくない」ことは病・老・死であろう。私も本書ですでに、世の中の「ピンピンコロリ運動」を、なかなかそうはうまくいくまいと批判したが、看護大学で私のゼミをとったC子は、はるかに痛烈である。医学書院の季刊誌『Cancer Board Square』では私とC子たちの対談が連載記事になっている。以下、2018年7月発行の第4巻での彼女の発言を転記させてもらう。

「それと、イザという時には、オール・オア・ナッシングで助かるか死ぬか、じゃなくて、こういう時には、こういう症状の時にはこう、というのを情報としてみんな持っておくべきだと思うのですよね。

うちの祖父が脳梗塞で三度倒れたのですけど、あれって、何時間以内に血栓溶解療法を受けると機能的に戻る、というのがありますよね？　だから脳梗塞の症状はこうで、そういう時は、血栓溶解療法ができるこの病院に、というのを知っておいて、そこに直行できるようにする。祖父の三回目の発作の時はあらかじめそういう情報を仕込んでおいたので、それで間に合って、症状が軽くて済みました。

なんかみんな、『ピンピンコロリ』で死にたいとか言うじゃないですか。だけどああいうのって願望に過ぎなくて、言いっぱなしじゃ何にもならないですよね。死ぬことをタブーにして、いつも何も考えてないから、ただ漠然とした願望を口にするだけで、それでは何も解決しない」

彼女は現在3年生である。二十歳を過ぎたばかりの小娘にこうも言われて皆さんご不満かも知れないが、さてどのくらい反論できるだろうか。私はグウの音も出ない。

（2019.2.28）

8　事前の意思はコロコロ変わる

学会で地方に行くと、タクシーの運転手さんから「お医者さんですか?」と尋ねられる。その日は駅やホテルと学会場の往復で沢山の「お医者さん」を乗せているから、あんたもそうだろう、と推測されるのである。専門外の領域について質問されると困るので、「そう、癌の医者」と答える。

先日、運転手さんから、「俺はさあ、あんまり命を延ばしてもらっても仕方ないと思うんだよね。自分で起きて、寝て、飯が食えて、ケツが拭ける、それができなくなったらもう死なせてほしいよなあ」と言われた。この台詞は世の中で多数派の共感を呼ぶであろう。けれども、この運転手さんの「自由意思」もしくは「自己決定」は実現できるだろうか。

現実問題としてなかなかそうはいかない。「死なせてほしい」と頼まれても、スイスなどのように安楽死させる、平たく言えば「殺してあげる」ことはできない。ただし日本でも、末期の病気になった時に積極的な延命治療を差し控え、本人の意思により「尊厳死」を選ぶことはできる、とされている。だがいよいよになってからでは意思確認が難しいので、予め自分の自由意思での希望を「事前指示書」に残しておくことが推奨されている。ところが実は、大前提となっているこの「自由意思」なるものが極めて怪しいのである。

もともと「あんな風になるくらいなら死んでしまった方がマシ」と考えていても、いざ「そんな風」になってしまったら、それはそれでその状態で落ち着いてしまうものらしい。乱暴な喩えであるが、「住めば都」という感覚にも近いようだ。実際、寝たきりの人を対象に調査すると、自覚的な生活満足度もしくはＱＯＬ（生活の質）は案外高い、という報告がある。むしろ、それを介護する側の人たちでＱＯＬが低くなるのかも知れない。

私がゼミで教えている看護大学の1年生は、18歳か19歳である。彼ら彼女らに安楽死について是非を問うと、9割が肯定する。ただし、中には「40歳になるくらいなら死んでしまった方がいい」なんてとんでもないことを言い出すのもいる。現在の活動度が非常に高いため、少しでも損なわれるようなら「死んでしまった方がいい」と思えてしまうのである。そういう子に「40歳なんて、あっという間になるぜ」と言うと、微妙な表情をする。

　事前に考えていたことと、現実を前にして感じることに齟齬が生じるのは、人間であれば当然であるが、厄介なことに、その齟齬には自覚を伴わないことが多いらしい。アメリカの心理学者が書いた『錯覚の科学』（文春文庫）には、こういう実験結果が紹介されている。研究者が成人に面接を行い、瀕死の状態になった時の延命措置（心肺蘇生術を行うか、チューブ栄養を行うか、など）について、選択を尋ねた。そして12ヶ月後に同じ質問をしたところ、23％の人が1回目と2回目で選択を変えていた。たとえば1回目は心臓マッサージなどやってくれるなと言っていた人が、2回目はやっぱりやってくれとなっていた、という具合に。

　これ自体は驚かない。実際、現在の「事前指示」も、「自由意思は変わる」ことを前提に、その内容はいつでも変更できる、となっている。ただ問題は、希望を変更した人の75％が、変更したと思っていない（12ヶ月前も今と同じ希望だったと思っている）ことである。だから、「自由意思」は、コロコロ変わり、そもそも本人は自分の「自由意思」を覚えていないのである。

　なのにどうして「コロコロ変わる自由意思」に基づいた「事前指示」なのかというと、

上記のように、「その時」では意思確認ができないことが多いからで、たとえば認知症である。自分が認知症になって何も分からなくなったら、もう病気に罹っても治療しなくてよい。そう考える人も多いだろうが、ではこれはどうか。以下、松田純『安楽死・尊厳死の現在』(中公新書)に載っている例を挙げる。

母親が認知症になって「悲惨な最期」を遂げたのを経験していた老婦人が、初期のアルツハイマーと診断された。この人は「認知症が進んで何も分からなくなったら、肺炎などになっても抗生物質など投与せず、死なせてほしい。たとえその時の自分が『死にたくない』と叫んでも」という事前指示書をしたためた。2年後、認知症は進み、家族も分からなくなったが、この方は穏やかにまた幸せそうに過ごし、毎日おいしく食事もいただいている。肺炎になった。だが抗生物質で簡単に治りそうだ。それでも、「事前指示」を尊重して死なせるべきだろうか?

松田さんは、尊重すべきだ(死なせる)という見解と、治療すべきだ(救命する)という意見の二つを紹介して、人間の価値観は時間とともに変容するものだから、として後者に軍配を上げている。それはそれで良いが、だったら「事前」指示にどういう意味があるのか。私のゼミ生の一人、C子は事前指示について、「いつでも変更して良いのだったら、結局その時点での意思を確認しなければいけないのだから、事前に決めておく意味なんてないんじゃないですか?」と疑問を呈していた。この素朴な質問に答えるのは容易ではない。

では結局、誰がどう決めるのか。一つの方法は、「分からなく」なっても本人に決めてもらうのである。大井玄先生は『呆けたカントに「理性」はあるか』(新潮新書)の中で、認知症老人に胃瘻をつけようか、という判断をする際には、本人が「嫌だ」と拒否するのならその「情動」での意思表示は尊重すべきだ、と主張されている。

もう一つは信頼できる代理人を指名し、その判断に従うのである。これは心肺停止の際のように、「情動」も出せない状況でも有効である。ただ一般には家族が代理人になることが多いだろうが、家族内で意見に相違があったりしてその代理人が責められたり、またそもそも愛する人の急変時などには冷静な判断ができない恐れがある。

だから一番良いのは友人、それもできることなら医療関係者なら間違いがない。私も何人かから、「そういう時は頼む」と言われている。人間、死ぬ時は一人、のはずだが、なかなか一人「自由に」死ぬのも難しいらしい。

(2019.3.21)

9　死を望む患者との対話

本人が「自由意思」で「こうなったら死なせてほしい」という自己決定を事前に（認知症になったり意識が失われたりして、自分ではもう判断できなくなる前に）明確に伝えたとしても、それに沿って「死なせてあげる」ことはなかなか難しい。しかしもっと難しいのは、現在ここに意識明瞭な本人がいて「死なせてくれ」と頼まれる時である。

代表的なのは、末期癌などで肉体的苦痛がどうしてもとれない時で、我々は「死なせる」代わりに「持続的鎮静」を行う。早い話が「眠らせてあげる」のである。多くの場合、朝になったら鎮静剤を一旦切って目覚めてもらうことを試す。意識がある限りは苦痛がとれない、というケースではやむを得ずそのままずっと、亡くなるまで眠ってもらう。

私は若い頃、他の大学に出向させられた。そこの医局は教授の権威が絶対で、自由な雰囲気の医局で人格の権化のような恩師・尾形悦郎教授の下で育った私は戸惑うばかりだった。そのカンファレンスで「目覚めないことを前提にずっと眠らせる、というのは、この時点で殺してしまうのと何が違うんですかね」とポロッと言ってしまい、教授に「お前は何ということを言うか！」と怒鳴られた。しかしこれはそれほど「答」が明白な問題ではないと、今でも思う。

それは余談として、そういう「高度な肉体的苦痛を取り除くため」なら鎮静は正当化される（我々の言葉で「適応がある」）が、そこまでではない場合でも、患者さんによっては「眠りたい」もしくは「死にたい」と強く訴えることがある。その対応は非常に難しい。

5年ほど前に診たGさんは肺癌と間質性肺炎を合併した50代女性で、治療の副作用もあって間質性肺炎の方も急激に悪化した。この病気は、安静時では身体の中の酸素はそれなりに保たれるが、少し動くと途端に低下する。酸素を吸入していても、例えばトイレに行くだけで非常に苦しくなる。それでも、やはり排泄を他人に委ねるのには抵抗があるGさんは、歩いてトイレに行き、そのたびに「こんなに苦しいなら死んだ方がいい」と零していた。家族は献身的にGさんの世話をされ、Gさんは家族の顔を見ると嬉しそうな表情をしていたが、「家族に負担をかけるのも苦痛」ということで、「死なせてほしい」と言ってきた。

死なせてほしい。それがダメなら、ずっと眠らせてほしい。起きていても仕方がない。家族に迷惑をかけるだけだ。Gさんは、明瞭な意識で、確固たる意志をもってそう主張した。我々は夜間に鎮静をかけて眠ってもらうことを申し出、実際にそうしたが、Gさんはそれでは不足だと聞かない。そもそも、夜間は動かないから呼吸困難の症状は出ないが、それが問題なのではない。もう動けなくなった。生きている意味がない。朝、鎮静が切れて目が覚めると、心底ガッカリする、とまで言い切った。

しかし、「じっとしていれば苦しくはない」この状態で、Gさんを「死なせる」のはもちろん、持続的な鎮静をかける適応はない。もしそうするなら、事故で身体が動かなくなってしまった患者みんなに同じことをしなければならなくなる。私は、例えばご家族や、お孫さんに何か書き遺す、もしくは録音に吹き込むようなことをされたらどうか、と勧めてみたが、そんな気にもなれない、家族にはもう言うべきことは言ってしまって、言い残したことはない、と一蹴された。

Gさんが多少鬱状態になっている可能性はあったが、こうまではっきりした意思表示を、抗鬱剤のような薬剤で「調整」してしまっていいものか、疑問である。いずれにしても、抗鬱剤は効果が出るまでに時間がかかる。Gさんは肺癌も末期であるので、そこまで身体の方がもたない。

ご主人は毎日病室に詰めて、「君が生きていてくれることが何より大事だ」とおっしゃる。私も、もしGさんのご主人がこの病気で、Gさんが世話をする立場であれば、同じようにご主人に生きていてほしいと思うのではないか、とも聞くのだが、それはそうで、頭では分かっているのだが、でも生きていく気にはなれないと答える。私とのやりとりをそばで聞いていて、ご主人は悲しそうな顔をし、息子さんは「そんなこと言うなよ」と涙を拭っていた。

私は若い頃に診た、Kという同じような患者さんを思い出していた。Kさんはインドやパキスタンを一人で旅行するくらい活動的な女性だったが、肺癌のため、Gさんと同じく、「全く動けない」状態になった。酸素の必要量はGさんより多かった。しかしそれでも、いつも朗らかに過ごし、「テレビを見れば面白い、お菓子を食べればおいしい。こんな病気になっても、人生には楽しいことがある、とみんなに教えてあげたい」と言っていた。

ご主人は毎日ベッドサイドに来ていたが、別に何をする、というのでもなかった。奥さんの前で、当時話題になっていた宮沢りえのヘアヌード写真集を広げ、その姿をみてKさんはケラケラ笑っていた。

話はGさんに戻る。Gさんは毎日、「どうして死なせてくれないのだ、自分を目覚めさせるのだ」と私を責めた。「先生、こんなになっても、それでも生きていなければならないの」。「生きていなければいけないのか、と聞かれたら、そうだ、生きていかなければいけない、と答えなければいけないでしょう」と私は応えた。「何のために、かと言えば、ご家族のために、です」

私のこの答は答になっていない。もしそうなら、家族がいない人や、いても患者を見放してしまった場合は、死なせて（もしくは持続的鎮静をかけて）もいいのか、ということになる。だがしかしその場で、これ以外に私には言うべきことが思いつかなかった。

人には、死ぬ権利はあるのか。周りの人の思いは、その権利に優先するのか。そうだとしたら、畢竟、人は他人のために生きる存在なのだろうか。テクニカルに「死なせること」ができる医者は、いつその手段を用いる（用いてもよい）のだろうか。

東京都福生市の病院で、腎不全の患者が透析を拒否する、という選択を許容して「死なせた」担当医が批判を浴びた。私には他人事と思えない。

（2019.6.6）

10 「生きねばならない」という偏見《バイアス》

公立福生病院で２０１８年8月、外科医が当時44歳で透析中の女性腎臓病患者に対し「人工透析をやめる」選択肢を示し、透析中止を選んだ女性が1週間後に死亡した。この外科医は「透析をやめれば死に直結する」という説明を行い、夫と看護師同席で念押しをしたという。その上で女性は意思確認書に署名して、治療は中止された。

ところがこの女性は死の前日に、「こんなに苦しいのなら、また透析をしようかな」と、決定を撤回するような発言をしたそうだ。これを聞いた夫は透析再開を求めたが、外科医は苦痛緩和の治療のみを行った。この病院では他にも２０１３年から２０１７年にかけて、透析しないと死に至る状態の腎不全患者に対して、「透析非導入（腎不全で死ぬ）」の選択肢を示し、透析で年単位の延命が可能な患者20人が死亡したという。毎日新聞が主に一連の報道をした。

冒頭の患者が「中止撤回」の意思を口にしたのにそのまま亡くなってしまったことは、やはり大きなポイントである。だがその時点の病状からして、透析の再開が安全に行えたのか、また患者の希望は「苦痛の除去」だったのか、「透析をして生きること」だったのか、などの詳細は分からない。そのような切羽詰まった状況での意思確認は困難であり、もちろん書面にサインなどさせられない。「さしあたり再開」の方針もあったとは思うが、ここで担当医処置の適切性は簡単に判断できない。

よって問題は、そもそも「透析をやれば命は助かる」患者に、「やめる（やらない）こともできる」と提示して良いか、である。「やめる」とは、この女性のように、1週間で死ぬ「選択肢」である。

2014年に発表された日本透析医学会のガイドラインでは、「患者の全身状態が極めて不良」「患者の生命を損なう」場合に限定して中止を容認しているが、これは事実上、「やらない」のは「できない」場合だけ、と限っているのと同じである。福生病院では、内科の先生もこれを「説得して透析をやれ、という、継続ありきのもの」と主張していたが、その通りだろう。透析を嫌がる老齢の認知症患者を押さえつけて続けるようなことさえ、多くの病院で行われている。

ある意味、透析医学会はインフォームド・コンセントを形骸化し、ガイドラインで「やらなければ死ぬ。とにかくやらなければならない」と、患者に透析をしながら生きることを「強要」している、とも言える。また毎日新聞は、「やめれば死ぬ」ことを前提に「透析中止も選べる」と言うこと自体、「死の選択肢」の提示と同じであり、医の倫理に反する残酷な仕打ちだ、みたいなトーンで批判的に報道している。断っておくが私はそれをとやかく言うのではない。私も、すでに書いたように、「死なせてくれ」と肺癌と間質性肺炎に苦しむ患者に対して、「苦しくても生きていかなければいけない」と、生きることを「強要」したことがある。

ただ「愚行権」という言葉もあって、人は自分の生命や財産に不利益な結果を招く選択を「あえて」行う権利を有する。肺癌患者は手術を断る権利があるし、糖尿病患者は服薬も食事指導も拒否出来る。その結果、癌や糖尿病で死ぬことは「自己責任」になる。もっと言えば、抗癌剤治療のインフォームド・コンセントを取る時に、医者は必ず「積極的治療を行わず対症療法のみ」という「選択肢」を提示すべし、とされている。「それで多少寿命が縮もうとも、治療の副作用よりはマシ」というのが本人の意思なら、そちらが優先というのである。自分も癌になったらそうしたい、という話は世間に多い。

ならばどうして我々は、「死なせてくれ」と頼む末期癌患者や、ずっと透析を受け続けなければならない腎不全患者に、「死の選択肢」を提示してはいけないのか。末期癌患者の安楽死の問題を措けば、結局はトレードオフされる命の「量」の問題になる。透析は、やらなければ確実に1～2週間で死ぬ。一方、普通の癌患者は、治療を受けなくてもすぐには死なない（ちなみに透析の苦痛はやっている限り続くが、抗癌剤の副作用の多くは一時的であるので、抗癌剤治療の方が「ひどい」という一般論は成り立たない）。

そうなると「見解の相違」の余地が出てくる。福生病院では「透析中止」の提示について、現院長が了解し、倫理委員会にもかけない方針としていたそうだ。院長は「選択肢を患者に示すことは普通の医療」と語っていて、透析治療を特別視していない。他の治療拒否とは量的な違いしかなく、患者には（他と同じく）治療に伴う苦痛と延命を天秤にかける権利がある、というのである。「自分たちは実地の患者を診ている」という自負があるのだろう。こういう「見解の相違」は解決できるのだろうか。

話はずれるが、重度の障害を負い、回復の見込みがない子供に、いつまで集中治療を行うか、という問題がある。その際一番に必要なのは、患児の親と話す前に、医者自身が、自分の信念や意識していない偏見《バイアス》に気づいておくことだそうだ。こちらにそういう「信念や偏見《バイアス》」があれば、親が何を望んでいるか、が理解できなくなる。信念を持つことは大事だが、他人に押しつけない。だから一旦それを外す必要がある。外すためには、まず自分で気づいておかないといけない。その通りだが、これは最大級に難しい。

私にも「自分の偏見《バイアス》」がある。私はやはり患者の年齢を考える。冒頭の患者を含め、透析をやめた患者の多くはまだ若かった。そういう患者で、年単位の生命予後がある状況なら、「苦しくても生きていかなければならない」のが大前提ではないか。一方、高齢の患者に「生」を強制するのは避けるべきだと思う。

福生病院の先生たちは、臨床経験に基づく信念や死生観をもっていて、あの先生方なりに患者さんのことを考えておられたと、私は思う。問題は、そういう「偏見《バイアス》」をどこまで患者の判断に反映させたのか、である。だが、「偏見《バイアス》」を持つのは福生病院の先生方や私だけではない。透析医学会や毎日新聞は気づいていないかも知れないが、「どんなに苦しくとも生きていかねばならない」というのもまた「偏見《バイアス》」である。みんながそう考えているとはとても言えないだろう。我々は、誰かを悪者にして責め立てようとする前に、自らの「偏見《バイアス》」に「気づいて、一旦外す」必要があるのではないだろうか。

（2019.6.13）

附記。透析医学会は、福生病院での調査結果を検討し、終末期でない患者の意思決定プロセスを追加して、ガイドラインを改訂する予定だそうである。毎日新聞はそのことを、いかにも不服そうに報道していた。

Ⅱ　患者の事情

11　画面を見ずに患者を見よ

コミュニケーションが大事である、というのは、実践が難しい割に、言うのは非常に簡単である。よって、どういう職種でも、どこの職場でも、古手のスタッフが新人に向い、もっともらしい顔をして偉そうに訓戒を垂れる時の定番ネタになっている。

むろん医療者と患者の関係においても例外ではない。かくいう私自身、『医者と患者のコミュニケーション論』（新潮新書）および『死にゆく患者《ひと》と、どう話すか』（医学書院）という2冊の本を上梓している。お前が他人様にどうこう教えられる立場か、という批判はこの際ご勘弁いただきたい。

さて上記の新書を出した後に、知り合いの女性からこういうことを教わった。その方の、3歳になる男の子が、最近お医者さんゴッコにハマっているという。ところがその「お医者さんゴッコ」なるものが、私達の郷愁と反省（?）の中にあるものと、全く様相を異にしているらしい。

注射器や聴診器といった小道具は一切出て来ない。「お医者さん」は電源の入っていないパソコンの前に座り、画面を見つめ、手元のキーボードを何やらたたきながらわきの「患者さん」に声をかける。「どうしました?」「いつからですか?」「お薬出しておきましょうね」、そして「患者さん」の方を向くのだが、顔を見る訳ではなく、その背後に向って「ハイ、次の方」。これが現代の「お医者さんゴッコ」だそうだ。この3歳児は、たぶん天才だろう。

わが新潮新書のオビには、「研修医諸君、画面を見ずに患者を見よ。」とある。残念ながらこの文句は私が考えたのではなく、編集側がつけたものである。どの新書もオビのコピーは新潮社のスタッフが会議で決めるのだが、いつもはあれやこれやと議論が出るのにこの度は満場一致で即決したという。患者側から見て、いかに医者の態度が腹に据えかねるものか、がよくわかる。

だから医者は反省して、コミュニケーションを大切にしろ、と言うのは、簡単である。医者だって、これが批判の的になっているのは、重々承知している。それでもパソコンの画面を睨んでばかりいるのには、それなりの理由がある。

一つは、パソコン中の医療情報を見落とさないように、という業務上の必要からである。だがそれよりも何よりも大きいのは、身も蓋もなく言ってしまえば、ああいうものは見たくなる、というより、見ざるを得なくなる性質のものなのである。

その証拠に、電車の中はもちろん、街中でスマホを見ながら歩いている人間は山ほどいる。危険だと、あちこちに掲示がしてあって、アナウンスでも口を酸っぱくして言っているにもかかわらず、である。スマホを見ながら歩いている人達も、そんなことは百も承知だろう。だけどやっている。甚だしきは、運転しながらポケモンGOをやって、子供を轢き殺してしまったドライバーもいた。彼らだって、病院を受診して、医者がパソコンばかり見ていたら怒るだろうが、少なくともその医者は、自分自身にも相手にも、実際的な危害は加えていない。よそ見運転はもちろん、スマホ見ながら歩くのよりも罪は軽い。

私は別に、世の中の医者を代表して、開き直っている訳ではない。パソコンばかり見ていることを、仕方がないと言うつもりもさらさらない。医者はそういう習慣を避けねばならない。しかし、それには、手元にあるスマホを、意図的に見ないようにするのと同じような、非常な努力を要するのである。スマホの代わりに文庫本を読もう、新聞や雑誌に目を通そう、というような、生活習慣をがらっと変えるくらいに大胆な自己変革が必要である。

私は今、誰に対して言っているのかというと、実のところこれから医療者になろうという学生諸君を想定している。君らは医者の、そういう悪い評判を聞いていることだろう。自分はそういうふうにはならない、と固く決意している若者も多いのではないかと思われる。だけれども、パソコン画面の誘惑は、中国スパイのハニートラップなど比較にならないくらい強力であることは肝に銘じておいた方がよい。

さて先日、東大の学生さんが、同窓会報の記事にするとかで、私のところへ取材に来た。さすがに賢い彼らは、現代の医者はコミュニケーションが不得手であり、それが世の中で問題となっていることを、十分に承知している。ではどうしたらいいでしょうか？　どこで勉強したらいいでしょうか？　というのが彼らの質問であるが、改めてそう聞かれても、私にはよく分からない。

先輩が患者や家族と面談する時にくっついて聞く、というのは一つの有力な手段である。必ずしも上手な先輩につく必要はない。わきで聞いていれば岡目八目で、素人なりに、ああここでスべったな、とか、この言い方はまずいな、というのが分かり、勉強になる。しかし他人の面談をマジックミラーの向こうで聞くような研修もできた昔と違って、今は個人情報保護がうるさくなり、関係のない者が面談に入るとか聞くとかが非常に難しくなった。面談の技術は一種の密室芸になっている。

だから君達に、具体的にどうしたらいいと「教える」ことはできない。ただ、間違いなく言えることは二つある。一つは、それは、「学校で教わる」ものではないということ。わが恩師の尾形悦郎先生は、「寄席に行って落語を聞け」とおっしゃっていた。寄席がベストかどうかは別として、ごく広い意味での「教養」が問われる。膨大な医学知識を詰め込まねばならない最近の医学生に、そこまでの余裕があるか。

もう一つは、相手は聖人君子ではなく「普通の」人間であるということである。それはいかなる存在か。ヴォルテールの小説『カンディード』（斉藤悦則訳、光文社古典新訳文庫）に、こういう問答がある。

「人間というのは、常に嘘つきで、狡猾で、不実で、恩知らずで、悪党で、弱虫で、移り気で、卑怯で、焼き餅焼きで、大食いで、飲んだくれで、けちんぼうで、野心家で、残忍で、ひとを中傷するのが好きで、放蕩者で、狂信家で、偽善者で、そして愚か者であったと、そうお考えなのですか」

「では、あなたはそうではないとお考えなのですか……鷹は、鳩を見つけると必ず鳩を食べるでしょう」。鳩を食べる鷹の性質は変わらない。同じく「常に嘘つきで、……(中略)愚か者」である人間の性質も変わらない。

こういう相手と向き合って、魅惑のパソコン画面から目を逸らさなければならない。「ゴッコ」でない現代のお医者さんは、大変だ。


(2017.8.10)

12 癌の心配しながら煙草を吸っても

煙草が健康に悪影響を及ぼす、とくに癌になる、というのはほぼ世の中でコンセンサスが得られていて、喫煙率は減少している。しかし頑として喫煙を継続する強硬派も、まだかなりいる。その拠って立つところは大別して二つあり、一つは、「煙草を吸うと癌になる」というデータそのものが間違っている、という主張。もう一つは、だからどうした、放っておいてくれという、いわゆる「愚行権」の行使である。人間は、他人に迷惑がかからなければ、「客観的には」自らにとって害になることでも、行う権利があるとされる。

さて、煙草を吸うと癌になる、という命題の直接的な検証は、ランダム化比較試験によるのが一番確実である。被験者を籤引《くじび》きで二つの集団に分け、一方には煙草を吸わせ、一方には吸わせない。適切な観察期間の後、喫煙者群に癌の発生率が高いかどうかを解析する。そういう研究は、まだない。

世にあるデータの多くは、喫煙者と非喫煙者で癌の発生率を比較しているのだが、喫煙者に癌が多いから煙草が「原因」とは限らない。たとえば、ある特定の遺伝子をもつ人間はもともと癌になりやすく、その遺伝子が喫煙行動とつながっている、ということも考えられる。こういうのを交絡因子と呼ぶ。データ解析では、交絡因子の影響を排除するために統計処理が行われるのだが、「未知の遺伝子」みたいなものは処理のやりようがない。籤引きで2群に強制的に割り付ければ、余計な「未知の因子」があったとしても、「分からない」ままではあるが結果を左右することを防げる。

しかし実際には、被験者をわざわざ病気にするような方向で何かをさせる（「介入」という）研究はできない。では、今煙草を吸っている人たちを2群に分け、禁煙させる群とそのまま吸わせる群とで比較する、という方法ではどうか。この介入は「病気を防ぐ」方向だから問題は少ない。だがしかし、ほとんどの医者は、喫煙が健康に悪い影響を与えることについては既に十分な根拠があり、全員に止めさせるべきだと考えている。一方、煙草は健康に悪影響などない、と考えている少数派が、そういう研究を企画して自ら被験者になってデータを出してくれることも、まず期待できない。お互いに譲れない38度線があり、協力して命題を検証するなんて、思いもよらない。結局こういう「証明」は、これからも未来永劫なされない。

というわけで、山のようなデータがあろうと、そんなものはガセであり、喫煙は健康と無関係である、少なくとも健康に悪影響を及ぼす「決定的な」証拠はない、と主張することは可能である。山本夏彦翁はかつて、「論より証拠ではない。証拠より論である」

と喝破したが、喫煙に限らず、世の中の「証拠」のほとんどは完璧ではないので、いかようにも「論破」できる。

1970年代に、スタンフォード大学の先生たちがこういう研究を行った。死刑賛成派の人たちと反対派の人たちに、死刑が凶悪犯罪の抑止に役立つと示唆する研究結果と、そうではないという研究結果（いずれの研究も「ランダム化比較試験」ではない）の、二つの論文を読ませる。もともと賛成派の人は「抑止に役立つ」という研究結果はそのまま受け入れ、「役立たない」という論文についてはさまざまな問題点を指摘して、「この研究には間違いが多く、信用できない」と結論づけた。反対派の人は全く逆であった。結果、それぞれの立場の人は自分たちの意見が「正しい」ことがより強固になったと判断し、見解の分極化が一層ひどくなったということである。

スタンフォード大学の研究の350年ほど前、イギリスの哲学者フランシス・ベーコンは、「人間は、いったんある見解を受け容れると、他のすべてのものを、それを支持賛同するように解釈してしまう」と言っている。つまり「証拠」もしくは「事実」さえも、見方によってどうにでもなってしまうのである。最近はアメリカのトランプ政権が「alternative facts（代替的事実）」という言葉を使い、この問題があらためてクローズアップされた。世界中で「分極化」の深刻度も増している。だがこれは本来、昨日今日の話ではない。ベーコンよりさらに先立つこと1600年余り、カエサルが「人は、見たいと欲する現実しか見ない」と洞察している。

まあ、そういう堅い話はまたいずれ、とする。ここまでの話だと、確信犯的喫煙者に禁煙をさせることは絶望的なようであるが、案外簡単にとっかかりが見つかることもある。

外来に、いかつい顔の中年男性が腹痛を訴えてやってきた。以前虫垂炎を抗生剤で「散らした」こともあり、再燃の疑いもある。しかし腹部の診察所見はさほど悪くない。なにより症状は良くなってきているらしい。大丈夫だろうけど、なんて話をしていたら、患者さんは急に向き直って、「いや、虫垂炎なんて、実はどうでもいいんです。それより……、マオちゃんが死んじゃったでしょ？」

「へ？」

私は最初何のことか分からなかったが、この人は、小林麻央さんが乳癌で亡くなったのを知って急に癌が怖くなったのだ、と理解して、吹き出しそうになるのをやっとのことで堪えた。同年代の女性が「乳癌が怖い」とやってくるのは多いが、こんなガタイのいいおじさんまでビビるのか。麻央さんは最初の検診でひっかかった時に「大丈夫」と言われて、その後進行癌で見つかった、ということだが、この人も「大丈夫だろう」という私の台詞に反応して堰を切ったように不安を口にし始めた。

腎～尿路系のチェックのために尿検査、大腸のチェックで便検査をオーダーした後で、私は問診票に喫煙歴があることに目を止めた。わざとらしく「吸うんですか？」と訊くと、患者さんはバツの悪そうな顔をした。

「ちょっとやめたこともあったんですけどね、続かなくて」

「私は煙草吸ったことがないから分からないんですが、あれってストレス解消のために吸うんでしょう？」

「まあそうですね」

「癌の心配しながら吸ってて、おいしいですか？」

この人がこれで禁煙できるかどうかは分からない。ただ「喫煙は害がある」と論理的に責め立てるより、遥かに有効のようである。「大丈夫」を信用してもらえないのは困るが、この患者さんはこれで将来の病気から逃れられるかも知れない。小林麻央さんに感謝すべきだろう。

（2017.8.31）

13　素人感覚のままでいると迷惑だろう

一般人と医者に、ビデオを見せ、その時の脳の活動状況を機能的ＭＲＩ画像などを用いて記録する、という研究がある。映像を見ている際に、脳内のどの部分が反応するか、をチェックするのである。映るシーンは、人の顔に、針が刺さる（ように見える）ものと、同じところに、綿棒が当てられるものの2種類である。

一般人では、「針が刺さる」シーンで、脳内の「痛み」を感じる領域の活動が活発になる。つまり痛覚を刺激してはいないのに、見ているだけで「痛いと感じる」のである。一方、医者では、ほとんど反応はなく、針が刺さっているのを見ても綿棒が触れているのを見ても同じだったという。

これはつまり、医者は、「針が刺さる」場面に慣れてしまっていて、一々痛みを感じたりしなくなっている、ということらしい。私自身を顧みても、そうだろうなと思う。点滴ひとつとっても、人に刺すとき、私は患者の痛みを感じない。指の感触を頼りに刺すのだが、ただ血管にきちんと入ったか、ひっかからないか、ということに神経は集中している。失敗して「痛い！」と言われ、患者が泣きそうになると、悔しい思いや申し訳ない気持ちを持つが、べつに「痛く」はならない。だから時折自分が「針を刺される」側に回ると、ああこれが「痛覚」かと、一種新鮮な気分になる。

これは医者が、「患者の痛み」に無頓着になっているのだ、と言えなくもない。そんなのは感覚鈍麻であり、言わば「堕落」だ、だから医者は患者の苦しみを理解してくれないのだ、という非難の声が上がりそうである。私も以前、画像では癌かどうか分からない病巣の診断のための生検を勧める際に、「身体に針を刺して調べましょう」と普段の調子で言ってしまい、患者さんから「そんな恐ろしいこと、アッサリ言わないでください！」と叱られたことがあった。確かに、態度と言い方は不適切だった。だが医者は感覚まで「患者の気持ち」と同じになるべきかというと、それは違う。

医学部の病院実習で、二人一組になって採血の練習をさせたりする。駆血帯で腕を縛ると、若いから血管は「やりやすい」ように浮き出てくるのだが、やられる学生もやる学生も震えていて、もう最初から失敗は明らかである。いよいよ針が刺さる。1ミリ入ったかどうかで「刺された」方が「痛い！」と声を上げ、「刺した」方はあわてて反射的に針を抜いてしまう。駆血帯をしたままなので静脈は膨張しており、だらだらと血が流れる。二人ともパニックになっているのだが、まずはまだ針のついた注射器を持った奴を落ち着かせて、それを下に置かせないと、危なくて仕方がない。

それから駆血帯を外し、針を刺したところをアルコール綿で押えて、陸に上がった金魚みたいな呼吸をしている「刺された」方を落ち着かせる。どうかすると脳貧血で倒れてしまうから油断ができない。改めて「刺した」方を、「いきなり針を抜くな。危ないだろう」と窘《たしな》める。

「いや、だって、『痛い』なんて言うものですから」

「そりゃあ言うよ。針刺されて、くすぐったいわけないだろ」

なんとかここをクリアしたら、その次に実際の患者さんに頼んで、採血をさせてもらうこともある。患者さんを前にした学生は緊張で真っ青になり、患者さんの方から「先生、顔色が悪いけど、大丈夫ですか？」と気づかいされる。いくら相手のことを思って、とか言っても、これでは患者さんに迷惑なだけだ。

嘘か真か、他人の痛みを感じない「サイコパス」が外科医に多いとかいうが、これはあまりにも出来過ぎていて、本当かいなという気がする。一方、外科医が好んで口にする言葉に「鬼手仏心」というのがある。つまり、患者を労《いたわ》る慈悲の心を持ちながら、やるときは思い切って鬼のように、というのである。

医者に限らず、いろんな道のプロは、素人の感覚を失っているのではないか、という批判は多い。「初心に戻れ」などという言葉をよく聞くが、本当に「初心」に戻ってしまったら、何も出来ない。相手の迷惑になるだけである。まず「鬼手」を極めて、「仏心」はそれとは別に涵養《かんよう》するものなのである。素人時代の「初心」がそのまま居座るのではない。

私が高校生の頃、新聞の意見広告で、タレント出身の女性議員などが中心となって、政治や外交はプロに任せておけない、素人の感覚を大事にして善隣外交をやるのだ、我々が外国に行って直接交渉をする、というのを見たことがある。子供心に、こいつらはバカか、と思った。玄人がやって上手く行かないのなら、よりレベルの高いスーパー玄人が必要なのであって、素人が出る幕はない。あんたらは家族が病気になった時、医者に不満があったら、自分たちで手術しようとでもいうのか。

立川談志家元はかつて、野党の女性議員が国会で大根を手に、「総理は、この大根1本の値段をご存知ですか！」と追及するのを、「知る訳ないだろう。佐藤首相が家で奥さんに、なんであの八百屋で買って来るんだ、もうちょっと待っていればこっちのスーパーのタイムサービスの方が10円安くなる、なんて小言を言ってたら嫌だろうが」とコケにしていた。

先に挙げた、「医者は、痛みの感覚が、一般人と違う」ということは、それ自体よいとか悪いとかではなくて、単に「事実」である。我々はそれを、患者の痛みに対応する上で役立たせればよい。重要なのは素人の感覚を「理解」することであって、感覚も含めて素人に逆戻りしてはなんにもならない。

精神医学では、患者と同じ目線で同じ感情を持つ「同情」と、患者の気持ちを理解する「共感」とは、はっきり区別される。前者は情動であり、後者は認識であり理解のプロセスなのである。どちらが次の「対応」につながるかは言うまでもない。そして「共感」において重要なことは、自分が患者の気持ちを理解しているということを患者に伝え、分かってもらうことである。要するに、自分だけ「分かった」では、プロの「共感」にはならないのだ。

素人の感覚を大事にせよ、と主張する「素人」は多いが、それをひたすら有難がっても仕方がない。プロは「素人感覚」を共有するのでなく、プロの立場から理解するのである。

（2017.10.19）

14　最期に何をしたいですか

古谷三敏作の漫画『寄席芸人伝』は、わが恩師・尾形悦郎先生が「ノーベル文学賞に値する」と絶賛された名作である。その中に、遊蕩の末に神経梅毒に侵され、足腰が立たなくなり、自分がさんざん泣かせた女房に世話になる噺家の話がある。明治末〜大正初期の「盲小せん」こと初代柳家小せんがモデルだろう。

女房から「おまえさん、何がしたい？」と訊かれ、その噺家は「もちろんタレがかきてえ（女を抱きたい）」と答える。その後で、それはもうできないから、ということで

「高座に上がりたい」が「第二希望」として出て来る。それを叶えた後、彼は女房に背負われて吉原に「ひやかし」に出かける。こういう、できた女房に対して、「人生の目的」として真っ先に「女」を挙げるのは天晴と褒めるべきか、懲りない奴と蔑むべきか。

お話変わって現在、ほとんどの病院は敷地内全面禁煙になった。医者の中にも困っているのがいるが、そういうのは放っておいて構わない。しかし、「一服」を所望しているのが、余命幾許もない末期癌患者となると話は別である。私の病院でもしばしば、かなり状態の悪い患者が外泊や外出を願い出て、若い医者や看護婦さんたちを困らせる。理由を聞くと「外の空気を吸いたい」なんて答えるようだが、中庭などに、車椅子でナース付き添いのもとに「散歩」に出かけるのではダメなのだと言い張る。本音は明らかで、吸いたいのは別のものなのである。そんなにまでして吸いたいのかというと、吸いたいらしい。

私がかつて診ていたAさんは70代の肺癌の男性で、2年の闘病の後、いよいよ状態が悪くなった。Aさんは私を呼び、「先生、お世話になりました。私はもうダメなんでしょ？　この2年、酒もタバコもやめて療養して来ましたが、死ぬのなら……」。ここで「タバコが吸いたい」と言われたらどうしようか、と思ったが、Aさんの希望は「酒が飲みたい」だった。私は心からほっとして、すぐに個室に移し、飲酒を許可した。こちらは可能だが、敷地内禁煙のルールはどうにもならない。

日本ホスピス緩和ケア協会は、「最期の一服」くらい大目に見ようと、敷地内禁煙によって喫煙者がホスピス病棟への入院を断られたり、退院を迫られたりする事態を懸念して、全面禁煙の対象から除外するよう要望した。これに対して、日本禁煙学会が反対声明を出している。「全面禁煙」は付き添いの家族や医療従事者の間接喫煙を防ぐためだけでなく、次のように、末期癌患者本人のためでもあると主張している。

「喫煙者が喫煙時に感じる〝効用〟はニコチン離脱症状が消失する感覚に過ぎず、喫煙自体に精神的効用は存在しません。喫煙者が禁煙すると、精神的健康度が向上することが知られています。喫煙による肝酵素誘導により……各種向精神薬の効果が減弱し、疼痛コントロールが困難になることが知られています。緩和ケアにおいては、……患者さんのＱＯＬ維持のため、敷地内禁煙による禁煙への動機づけを行うことが重要です」

私は肺癌の診療を専門とする医者であって、当然禁煙には賛成である。また、個人的にも喘息もちなので、他人の喫煙を迷惑と感じることは人一倍である。しかし私は、現在の禁煙「運動」がどうも苦手である。科学者にあるまじき言葉遣いかも知れないが、眦《まなじり》を決して正義のために立ち向かう、という姿勢が、一種の「野暮」であるように感じてしまうのである。

誰かが書いていたが、世の中で汚いもの、有害なもの、無駄なものを排除しようという動きは、アメリカの禁酒法を代表として、ほとんどすべて悪い結果につながっている。禁煙学会は「喫煙者自身の利益」を大義名分に、「科学的根拠」を前面に出し、「喫煙によって気分が良くなるなど、気の迷いに過ぎない」と「喝破」している。それはそうなのかも知れないけれど、果たして末期癌の患者に「気の迷い」以上に重要なものがどれほどあるのだろうか。

禁煙を徹底しようとするのであれば、むしろ、タバコで癌になった患者に対して、「ここで吸われると、周りの患者にも、われわれ医療者にも、迷惑が及ぶ。あんたはさんざん好き勝手なことをして病気になったのだから、本望だろう。その世話をしてやっているのだから、そのくらいは我慢しろ」と一喝する方が、まだしも潔いのではないか。「癌で死んでいくあなた自身のためだ」というような恩着せがましい「忖度」をして、果たして患者さんは「ああ、俺のことを考えてくれているのだ」と感謝するのだろうか。「大きなお世話だ」と思いながらも、「とはいえここで逆らって、放り出されたら困る」

とぐっと堪えているのではないか、と私は勘繰ってしまう。

Bさんはまだ40代の女性の末期癌患者であり、ホスピス病棟に入院していたが、一応の疼痛コントロールがついたところで「自宅に帰りたい」と、推定予後1～2週間の状況で退院された。ストレッチャーに乗って退院するとき、Bさんは笑顔で「タバコが吸いたい！」と言っていたという。「退院希望」の本当の理由は、何だったのだろう。

曽野綾子先生は、ある社長さんが臨終の床で、「昨年の年収は1億に少し足りませんでした」という秘書の報告を聞いて、「ああ、届かなかったか」と残念がった、という話を好意的に書いておられた。「人生の目的」は、その人の最期になるまで分からないこともある、という主旨である。その「目的」に、もしくは今際《いまわ》の際に望むものに、貴賤上下の区別は本来つけられない。「高座に上がる」はＯＫで「女を抱く」のはダメ、とは決めつけられないのだ。

とはいいながらやはり、自分が当事者となったら、できるだけカッコよくいきたい。

臨終の場面ではないが、こういうことがあった。Cさんの手術は予定を遥かに超え、9時間以上かかってやっと終わった。朝から晩までじっと待ち、無事を祈り続けていた奥さんが駆けつけたちょうどそのとき、Cさんは麻酔から醒め、第一声で「キョウコ……」と奥さんを呼んだ。実に感動的なシーンであるが、ただ一つ「美談」として決定的に残念なことに、奥さんの名前は「キョウコ」ではなく、「ユカリ」だったのである。

（2017.11.16）

15　代替医療で得られるものは

有名人の癌闘病報道で、必ずと言ってよいほどついて回るのが代替医療の話である。最近は「標準治療」推しが優勢で、ここから外れた民間療法の類は詐欺と同じだ、誰それもこれに引っかかって助かったかも知れない命を失った、なんてのがよく出てくる。一方、いや、欧米では代替医療は高く評価されている、という反対論も根強い。これに関して先日、米国医師会刊行の専門誌で、ジャック・ウェストというシアトルの内科医が、一般向けの解説記事を書いていた。私はジャックを個人的に知っているが、人格温厚で頭脳明晰、信頼できる臨床家である。

彼の結論には、代替療法は標準治療とともに、もしくは時としてそれに代わって、行われるものとして「適切な選択肢である」と書いてある。ここで、やはり日本では医者どもが目の仇にするが、アメリカでは高く評価されているのだな、と思うのは早計である。「ただし」と続きがある。「患者が、代替療法は根拠に乏しいことを十分に理解して、現実的な期待をもつ限りにおいて」

この「現実的な期待」とはどのようなものか。ジャックは、「癌に効果があるという食事療法や大多数の代替療法は、臨床的な根拠がほとんどないばかりか、有害なものもある」とはっきり書いている。その他、免疫を活性化させると称するサプリの類は定義も不明確で、患者の利益になると示されたものは皆無、と切り捨てている。つまりは、「効くという保証は全くない、もしかしたら害になるかも知れない」のを前提として、それを理解して「現実的な期待をせよ」と言っているのである。

そんなものに、何を「期待」するのか？　「通常の医療は、臨床試験の結果に基づいて効果が証明されたことを行うのだが、医療者はなかなか時間を十分にとって患者が求めるサポートをすることができない。代替医療では時間をかけて患者や家族とのコミュニケーションを行い、感情面やQOL、希望といった側面にアプローチできる」というのがジャックの解説である。

日本の腫瘍専門医の多くが、代替医療はインチキである、詐欺である、とにかくやめろ、と叫ぶだけなのに対し、ジャックは、「現実的な期待をもつだけであれば、補助的にはいいじゃないか」と、いわば「大人の対応」を示している。だがしかし、「無効である、もしかしたら有害である」ことをよく分かった上で、「気持ち的なことはそちらにサポートしてもらえ」というのは、いささか虫のいい主張ではないか。

本来なら、そういう「感情面、QOL、希望」の面倒も担当医の責務ではなかろうか？　それを「どうせ効かない」代替医療に外注してどうする。しかもそういう「治療」をやるところには、法外な費用をふんだくる詐欺まがいの商売も確かに多い。畢竟、ジャックのように良心的なドクターでも、「自分たちには患者を満足させるだけの時間はとれない」というのがアメリカの医者の本音で、その状況は日本でも同様である。

ある研修会で、亡くなった患者さんの奥さんの講演を聞いたが、かなりの部分が「医者はいかに患者に冷たいか」の恨み言であった。最初の担当医は、ろくに時間をとって話してくれなかった。次の担当医は、その点では丁寧に対応してくれたが、待ち時間が非常に長く、辛かった。その辛さを分かってくれない。これが二律背反であるのは自明である。分かってはいるけれども訴えずにはいられないのであろう。そしてこちら側も、分かってはいるけれどもどうしようもない。

この決定的な「時間の不足」を補う、現段階で唯一の手段は、実は金なのである。ジャックが説く「代替医療の利用法」は、身も蓋もない言い方をすれば、金を出して相手をしてもらえということで、実際に彼も、この需要が大きいから「患者は代替医療を好む」と認めている。

だとすると「理想的な代替療法」とは、それほど高い金を取らず、気休め程度で害にはならない医療を提供し、患者や家族と優しく接してくれるというもの、になる。この伝で行くと、オレオレ詐欺で年寄りを騙す連中を更生させるには、嘘を吐いて金を巻き上げる代わりに、一人暮らしの老人の話し相手となって、長時間適当に話を合わせることをやらせ、その報酬を受けさせればいい。詐欺の被害者には、話し相手に飢えている孤独なお年寄りも多いだろう。何をするでもないが、ただ「時間をかけてコミュニケーションをとる」ことはビジネスになる。

そんな「外注先」もなくて、時間がない医者が自分で解決をしようとするとどうなるか。国民皆保険で自己負担分が少ない日本では、過剰診療に傾いて、無駄金を使う。医者は患者に、「こんなのは検査や治療の必要はない」と丁寧に説明して納得してもらうのは面倒で、「念のため」の検査や投薬をしてしまうのである。患者側も、「薬を沢山出してくれるのが良い先生」というのが一般的な「評価」なのだそうだ。

最近、肺癌の術後に再発チェックのためCTを定期的に撮っても患者の予後改善に結びつかない、という報告が出た。「再発したら早期発見しても無意味」ということである。とはいっても患者は「心配だから検査してくれ」と言うよなあ、言われたら「データがこうこうだから」と時間をかけて説明するより、やってしまうよなあ、と医者連中はぼやいていた。それに対して、ある経済学者の方が、「いや、長年その人を診ているかかりつけの先生が、そういうのは意味がないよ、他のことに気をつけていれば同じなんだよ、とセカンドオピニオン的に言ってあげれば、患者さんも納得するんじゃないですか?」とコメントされた。なるほど。

現代は時間不足、コミュニケーション不全の時代である。我々はそれを「金を使う」行為で補塡している。これでは、医療費はいくらあっても足りない。しかし我々は、何がそんなに忙しいのだろうか。桂枝雀「地獄八景亡者戯《ばっけいもうじゃのたわむれ》」に、こういう場面がある。

三途の川を渡るのに、従来は渡し舟だったが混雑する。彼岸渡橋という橋を架けて、冥土縦貫道とあわせると閻魔の庁の前まで1時間早く着けるようになるそうだ。

「はあ、今までより1時間早う向こうへ着いて……どないしまんねん」

「なんや知らんけど、皆、急がはりますのん」


(2017.12.7)

16　贈り物はありがたく受け取るべし

30年近く前、私が研修していた救命センターに、90代半ばの男性患者がいた。最初は事故に巻き込まれての搬送で、良くなって退院できた。しかし2度目の入院は、「体調不良」であり、どこの病院でも断られた挙句、数ヶ月前に救命センターに入院していたのだから、と救急隊に泣きつかれてやむを得ずの収容である。

早々に集中治療室から出され、一般病棟に入院していたが、医者はもう匙を投げている。老衰だろ、やりようはない。そこへ実習のため看護学生がやってきた。ちょうどよい、というわけで「あてがった」ところ、驚くべし、その患者はめきめきと改善した。寝たきりから起きて食事するようになり、車椅子に乗り、ついには杖をついて歩くまでになった。

医者どもは悔し紛れに「若い女の力は偉大だ」とか言っていたが、実際、看護学生というのは、役に立つ。知識や技術はほとんど皆無でも、とにかくつきっきりになって患者の「お世話」をし、話し相手になる。一方、プロのナースは、必要なことは手際良くやってくれるが、一人で1日に6〜8人くらいの患者を受け持ちしていて、そうそう一人の患者に時間をかけられない。

私が看護大学のゼミで教えている1年生たちも、その後すぐに実習が始まる。それはいくつかの病院に分散して行われ、指導にあたるのは、その病院で働くナースと、学生を引率する看護大学の教官（ナース出身）の二人である。

どこの病院でも実習生には、現場に出る前の「注意事項」として、「患者さんから物を受け取ってはいけません」というのを必ず徹底される。これはつまり、患者さんの側で学生に物を「あげてしまう」ことがよくあることの裏返しでもある。一対一で献身的にケアされるのだから、情が移るのはむしろ当然だろう。

私のゼミ生の一人、C子は、ある病院で、そうして一生懸命に世話をしていた高齢の女性患者から、飴玉をもらった。その時は、ともにケアを行い、指導してくれていた病棟の看護師（男性）と一緒であり、彼にももちろん飴玉は渡された。C子によると、その看護師は有能でかつ患者さんにも優しい、尊敬する先輩だったそうだ。「いいよいいよ、もらっちゃいな」と彼が飴玉を口に入れたので、C子もそうしてケアを続けた。

ところがこれがバレてしまい、C子は教官にこっぴどく叱られた。ここで彼女が、「指導してくれた看護師が……」と言い訳しなかったのは立派である（もっとも、彼も病棟師長から譴責を喰らったそうだ）。ただ、心の中で、「ゼミで、里見先生は、もらいものを断るな、と教えてくれたのに」と反発していた。

そう、私は彼女たちに、「もらいものは断るな。食べ物だったら、その場で食べろ」と指導している。私はこれを心理学の用語でうまく説明することはできないが、読者も、自分が患者の立場だったら、と想像していただければお分かりになると思う。だから、「もらっちゃいな」と言った男性看護師は偉い。C子が尊敬したのももっともである。

別の病院で、もう一人の私のゼミ生、R子は、もっと切ない経験をした。彼女と同じグループにいた友人が担当したのは、慢性疾患で長期入院を余儀なくされている中年の女性患者だった。2週間の実習期間終了のあいさつに行った学生に、患者さんは、その子の似顔絵をプレゼントした。毎日、学生が病室を辞去した後で、少しずつ描き続けていたらしい。

真面目なその子は、指導教官にこのことを報告してしまった。教官は、「決まりだから」と、学生を連れて患者の病室に行き、「大変申し訳ありませんが、規則ですからこれは受け取れません。お気持ちだけ有難くいただいておきます」と、その絵を返させたということである。学生は泣いていたそうだ。

R子は、実習の反省会で、C子と同じように、「ゼミの里見先生は、もらいものは受け取れ、と私たちに教えてくれました」と反論しようかと思ったそうだ。話を聞いた私は「どうしてそう言わなかったのだ」と訊ねたが、「自分のことだったら言ったと思いますが、そうではないので……。話を蒸し返したら、本人が辛いかと思ってしまいました」とR子は答えた。それもそうで、仕方がない。だけど次にそういうことがあったら、私の名前を出せ、そして文句があったら私に言えと伝えておけ。私はそういきがるのが精一杯で、R子や、似顔絵を返させられた学生には慰める言葉もない。

Ｒ子は言う。「決まりなのかも知れませんけど、患者さんの気持ちを考えたらどうなんでしょうか。考えたくないですけど、あの患者さんはガッカリして、病気にも差し障るのではないかと思います。『お気持ちだけいただきます』なんて言っても、人間の気持ちなんて、そんなに割り切れるものではないんじゃないですか」。わきでＣ子も頷いていた。

ここで誰が「正しい」のか、解説や考察をする必要はないと思う。私のことはともかく、わが学生たちは、邪《よこしま》なために、もしくは欲に目が眩んで、もらいものを受け取りたいのだ、などと考える人がいるだろうか。一方で、教官たちは、「規則を守る」ことと引き替えに、患者の気持ちを踏みにじり、心理的な、もしくは（Ｒ子が懸念するように）身体的な影響を無視している。それは医療者の思考回路を離れ、小役人的発想に支配されているだけではないのか。ご異論があれば承ろう。

私は、彼女たちの感性に勇気づけられる反面、実社会で経験するであろう困難に暗然とする。彼女らは、世の中の「汚さ」だけではなくて、表面的な「正義」にも抵抗しなければならない。願わくば、Ｃ子を教えてくれた男性看護師のように成長してほしいものだ。

私の部屋の壁には、7歳の女の子が描いてくれた私の似顔絵が飾ってある。そこには「せんせい、いつもありがとうございます。おとうさんをなおしてください」というメッセージが添えられている。この絵を渡された1ヶ月後、私はその子の目の前で、「おとうさん」の死亡宣告をしなければならなかった。この子に対して、「お気持ちだけはいただきますが、規則ですから受け取れません」とこの絵を突き返すなんて、誰ができるだろうか。

（2017.12.21）

17　それでも贈り物は断るな

1年近く連載をしていると、時に読者からのお手紙をいただく。私は世の中の見方と違ったことを書くので、批判も多いかなと思っていたが、案外そうでもない。ただし編集部が、「ただの悪口などは除いております」という注釈をつけていたから、「見せられない悪口」は相当数あるのだろう。

代表的な私の「世の中と違う見解」の一つが、前項で述べた「医療者は贈り物を断るな、有難く受け取れ」であって、最初に出した『偽善の医療』(新潮新書)から一貫して主張している。

N看護研究所のK先生という方から反論のお手紙をいただいたのは、前項の原稿を発表してからすぐである。

K先生のご指摘は長文で全部を紹介し切れないが、要点は、1)看護にあたっては「分け隔てなく」対応することが必須である。2)贈り物を受け取ってしまうと、患者は何をどう贈るべきか、失礼にならないか、などと余計な気を回し、競争意識なども出て来て、ストレスになる。3)一律「贈り物は断る」という線引きをすれば、そういう余計なストレスから解放される。「飴玉一つでも断る」でその方針が明らかになるのは、患者の負担も少なく、良い機会である。4)上手な断り方をすれば、病人には心的負担はかからない、ということであった。

なお、5)「似顔絵」に関しては、金品ではなく、市場価値はゼロだから、素直に喜んで頂戴すべきで、ナースステーションの壁に貼っておいて「個人ではなく、チームに贈られたものだ」ということを示せ、とあった。この点からみても、K先生はかの指導教官よりもはるかに深い考察をしておられるようだ。

それでもなお、私は「受け取るべきである」という自説を曲げようとは思わない。最大のポイントは、4）上手な断り方をすれば、である。K先生は、渡されようとするその瞬間に間髪を入れず、ニコッと笑顔を見せて「何もいただけないんです。規則ですから」と明るく答えればよい、と書かれている。贈り物をどうしようか、と悩んでいた病人はそれで一気に心労から解放されるのだと。

これはまず、言うほど簡単ではない。私は学生や、病棟の若いナースに確認したが、「受け取るな」という指導は徹底されているが、「こういう風に断れ」と教えられたものは皆無だった。これはその場での対応だから、タイミングについても表情についても、相当に高度な技能を要求される。学生や新人にただ、「そうせよ」と言うだけなのは酷だろう。そしてまた、本人たちが「うまく断った」つもりでも、相手が本当にそれでハッピーかどうかは別問題である。もしかしたら断った側の自己満足かも知れない。

私の娘は未熟児で生まれ、入院も長引いた。退院の際にナースステーションに出した菓子折りは、スタッフから「笑顔で、丁重に」突き返された。K先生のご指摘とは違い、私は非常に役人的な対応だと感じた。ある会でその話をしたら、著名な癌専門病院の緩和ケア部長であるH先生も同様の経験をした、とおっしゃった。同じように退院の際に差し出した菓子折りを、同じように「笑顔で、丁重に」断られたH先生は、しばらく押し問答を繰り返していたが、ついには立腹され、病棟の入口にあるゴミ箱に菓子折りを勢い良く投げ込んで帰ってしまったという。「全く、どうしてああいう対応しかできないんだ。感謝の念もいっぺんに醒めるね」というのが二人の一致した見解である。私はいまだかつて、「贈り物を気持ち良く断られた」という人に会ったことがない。

5）の似顔絵対応にも、私は多少の違和感がある。個人に贈ったはずのものがナースステーションなどという公の場に掲示されて、果して贈った側は満足だろうか。子供の頃、「そのつもりでなく」提出した作文や絵がみんなの目に触れるところに出されてしまって、気まずい思いをした人も多かろう。プライベートな感謝の念が大々的に人前に出されると、かえって迷惑に感じることは十分にありうるのである。「とにかく分け隔てなく、チームで」という方針は結構であるが、それが常に正しいと盲信すると、人間心理の微妙な綾を見落とすこともある。

そして、「飴玉一つ」は断るべきかどうか、である。C子と一緒に飴玉を差し出された看護師は「いいよいいよ、もらっちゃいな」と言ったそうだ。これによって、その看護師と、学生のC子と、患者の間に、「本来は禁止されていることを一緒にやってしまった」という、一種の連帯感が生まれる。その高齢の女性患者は、そうした体験を思い出してある意味背徳的な快感に浸ることだろう。それと、看護師が清く正しいのだ、と認識することによる安心感と、どちらが重要か。K先生と私の感覚は、この点で最も大きく分かれる。

私は今も学生に、実習中の贈り物は受け取れ、と懲りずに指導している。最近は「ただし」と付け加えている。「もちろんモノによる。ダイヤの指輪なんか出されたら突き返すんだぞ」

(2018.7.5)

18 「神の手」幻想が消えない理由

拙著『医者の逆説』（新潮新書）のオビには、毎度のことながら新書の編集部が考えたコピーがついている。今回のにはこう書いてある。「『私、失敗しないので』…なんて医者は信用できない。」

私はこの文句にちょっとひっかかって、担当の編集者に聞いてみることにした。

いや、コピーの内容に文句があるのではない。確かに私は本文中に、もし本当に「失敗しない」と豪語する医者がいたらそれは危険である、かかるのは止めた方がいい、と書いた。その理由は同書をお読みください。私が不審に思ったのは、これをキャッチコピーにする妥当性である。お断りするまでもなく、某人気ドラマの決め台詞のパクリだが、あれは明らかなフィクション、というよりファンタジーで、いい大人が本気で信じ込むものではない。だからわざわざそれに「反論する」がごとき字句を打ち出すのは、冗談に対してマジに立ち向かうようで、いささか野暮ったくはないか。

しかし編集者によると、このコピーは、編集部内外で満遍なく好評だということであった。ますます不思議に思った私はこう訊ねた。「『失敗しない』医者はいないし、そう言い張る奴は信用できない。そんなこと、何をいまさら、くらい当たり前であって、オビで強調するほどのことですかね？　つまり、日本人は、ファンタジーと現実を混同するほどバカなのか、ということですが」

編集者の返答は、「そこまでのバカ、とは言いませんが、ドラマに限らず、『神の手』を取り上げる記事や番組が多い傾向は変わっていないと思います」だった。そう言われればそうかもね、であるが、だとするとやはり、現実との混同まではいかなくとも、ファンタジーが実在して欲しい、という願望は根強いらしい。

現実の名医はどのようであるか。『週刊新潮』でも連載されていた天野篤先生は、天皇陛下（現・上皇陛下）の心臓冠動脈バイパス術のあとで、「成功かどうかは、これからしばらく経過をみてみなければわからない」という趣旨のコメントをされている。報道の通り、陛下はご高齢のためもあって術後に胸水が溜ったり微熱が続いたりしたが、最終的には回復されてご公務への復帰を果たされた。そこまで見届けての「成功」であって、手術で血管をつないだところで一丁上がり、ではないのである。

当日や翌日に陛下の手術をトップで取り上げた新聞テレビも、本復を示す公務復帰のニュースは随分と扱いが小さかった。まして天野先生がいつ「まずこれで、うまくいった」と判断されたか、などはほとんど埋もれたままである。要するに現実はドラマチックではないのである。そう書くとごく当たり前なのだが、ドラマで手術が「できた」ことが即「成功」とされるようなシーンばかり見ていると、そういう自明のことも理解できず、すぐに「うまくいったのか、どうか」つまりｙｅｓ／ｎｏの結論に飛びつきがちになる。ついでながら、私は『医者の逆説』で、そういう「待てない人たち」がもたらす弊害についても書いている。

なにゆえ人は「神の手」を求めるのか。もちろん、治して欲しい、助けてもらいたいというのが第一だろうが、もう一つ、「安心したい」というのがあるだろう。最終的にうまくいったにしても、そこに至る途中でずっと「もしかしたら」という不安に駆られるのは辛い。「失敗しない」と断言してもらえるならそれに越したことはない。

私は、看護大学1年生ゼミの課題の一つに、そういう不安に怯える患者に「絶対大丈夫」と言ってあげるべきかどうか、というのを出し、二人の学生にレポートを書かせてみた。一人目、M子は、きわめて論理的に、「絶対」とは言うべきではないとまとめた。一つ、世の中に「絶対」はないから、そう言った途端に嘘になる。二つ、そう言った後で失敗してしまったらショックは大きい。三つ、この言葉を使わなくても患者に勇気を与えることはできるだろう。論旨明快で構成も完璧、非の打ちどころがないレポートである。

ところが、二人目、I子のレポートはもっと凄かった。彼女は、自身の具合が悪くなったときの体験をもとに、医者に「絶対大丈夫」と言われたときは心底嬉しかった、「絶対とは言えず、(大丈夫かどうかは)分からない」と言われたときは怖くて堪らなかった、と綴っている。I子の結論は、「絶対大丈夫と、言って欲しい。絶対なんてことがないとしても、言って欲しい」。レポートとしての良し悪しからいえば、M子の方が上だが、I子のそれはそんな基準をぶっ飛ばして強烈である。「絶対なんて、ない」ことを理解した上での、論理を超越した感覚の表現であり、ケチのつけようはない。

失敗しない「神の手」が求められるのだから、世間の多数派はI子の方に共感するのだろう。しかし一方、最近、某大学病院で腹腔鏡手術により多数の死亡例を出した外科医は、後から、「あの医者は術前に、とにかく大丈夫、としか言わず、まともにリスクの説明もしなかった」と非難されていた。そのリスクが、3割のときは言うべきか。むろん言うべきだ。それが1割なら? 3%なら? 1%? 0・1%? それともやっぱりどんなときも「絶対大丈夫」とは言うべきではなくて、リスクの恐怖に震えるI子をそのままに放っておくのが「正解」なのだろうか。

こう考えていくと、「信頼」とは何だろう、という話になる。それは、「この先生なら、失敗されても本望だ」ということなのか。医者の側からするとそれが理想でも、現実にはそんなのは稀だろう。だとすると、世の中の「信頼」は、大部分の幻想と、極めて薄い根拠の上に成立しているように思える。

乳癌検診は、必ずしも死亡率の低下につながらず、むしろ間違って「癌の疑い」として検査や治療のやり過ぎにつながるマイナス面の方が大きい、という見解がある。論理的にはこの批判の方に分がありそうだが、それでも検診擁護論は根強い。ある論文ではその理由を、「リスクは考える（think）ものではなく、感じる（feel）ものだからだ」と考察していた。そういえば昔、ブルース・リーもそんなことを言ってたっけ。（2018.2.8）

19　敵は病気かそれとも……

古今亭志ん朝師匠は晩年の高座でよく、自分にはこれといった趣味もなく、楽しみと言えば「やっぱり酒ですかねえ」とおっしゃっていた。「他人の悪口を言いながら飲む酒ほどうまいものはない。人をホメながら飲むと悪酔いする」と笑いを取っておられた。悪酔いするかどうかはともかく、飲食の席で誰かを誉め称えても、なかなか座は盛り上がらない。一方で、共通の知人を「あの野郎は……」とボロクソにけなすと、さほど親しくない人ともすぐに仲良くなれるから不思議である。

看護大学で私のゼミを履修していた学生が、病棟実習で私の患者を担当することになった。まだ1年生で、患者さんと何を話してよいか分からない。むろん病気に関する知識はないし、あってもうっかり喋れない。私はその子に「オレのことをネタにすればいい」とアドバイスした。さすがに私の悪口を言い合ったのではなかった（ようだ）が、彼女はすぐに患者さんと打ち解けていた。

他人と仲良くなるのに、「誰かの悪口を一緒に言い合う」というのは非常に有効である。これは上品な方法とは言いがたいので、世の中の「コミュニケーション術」にはあまり出てこないが、実際にはみんながやっている、もしくはやろうとしている。米軍による迎撃ミサイルの配備によって中国の不興を買った韓国の大統領が訪中し、現在の北朝鮮の脅威などと何の関係もないのに南京虐殺事件について演説をぶった。早い話が

「日本の悪口」でご機嫌を直してもらおうというのであるが、魂胆がミエミエ過ぎて品がない。

同様の話は、成功例も失敗例も含めていくらでもある。小池都知事は「都議会のドン」を批判して（つまり「悪口を言って」）都議選で圧勝したが、総選挙ではうまくいかなかった。このときは野党すべてが「安倍政権の悪口」で盛り上がったが、それでも「仲良く」なれなかったのは、もとがそれだけバラバラだったのだろう。一方、安倍さん側は「国難」で乗り切ってしまった。麻生副総理が「北朝鮮のおかげ」と本音を漏らしたように、つまりはこっちの「悪口」の方が有効だったのである。この手の話は際限なく続けられるが、あまりにワンパターンになるのでやめておく。それよりもっと身近で深刻な問題を書くことにする。

平成のはじめ、私は横浜の病院で部長とともに肺癌の患者に本人への病名告知を始めたが、世間の風当たりは強かった。病名を隠すことは患者のためである、というのが当時の常識であった。ある大学でこれに関する、医療関係者だけのシンポジウムが行われた。

そこで、「隠す派」（つまり当時の主流派）として、その大学の血液内科の先生が、自分たちのやり方を話された。「患者さんが白血病と診断されたらすぐに、私たちはご家族を別室に呼び、こう伝えます。『いいですか、これから私たちは味方ですよ。ご本人に、病気のことを悟られないように、細心の注意を払わなければなりません』。そして……」云々。

私はその後でこう質問した。「先生と、ご家族が味方だとして、そうするとこの場合、敵というのは誰なのでしょうか?」。その先生はぐっと返答に詰まってしまった。ここで、「もちろん、病気が敵です」と断言できればいいが、この文脈ではそうはならない。どう考えても、「患者本人が敵」になってしまう。なぜならば、ここで語られた「目的」が「病気を治すこと」ではなくて、「患者に病名を悟られないようにすること」だからである。

むろんこの先生たちは、病気の治療を疎かにしたりしないだろうが、患者の家族からすると、「病気が敵」という当たり前のことを言われても、あまりピンと来ない。その「敵」の姿がよく分からないのである。白血病細胞の顕微鏡写真を見て、「こいつをやっつけよう!」と闘志を燃やして維持することができる人は稀だろう。そうすると、自分に何ができるのか。無力感に襲われてしまう。

一方、「病気を隠し通すことが目的」というのは、冷静に考えればナンセンスなのかも知れないが、自分も参画できるプロジェクトなのである。ただし、患者の側は気の毒で、知らないうちに自分が「敵」にされている。勘のいい人は疎外感や孤独感に苛《さいな》まれることだろう。「病名を隠すこと」にはメリットもデメリットもあるだろうが、最大のデメリットはこれではないかと思われる。

今はそうではない。だからみんな一丸となって病気という「敵」に立ち向かうことができるかといえば、そうそう話はうまくいかない。やはり、「敵」は具体的なイメージをもたないと憎悪や闘志の対象になりにくい。「病気」というなんだか得体の知れないものでは役者不足なのである。ちなみに、一般の人が実物を目にしたら、癌細胞よりも、それをやっつけてくれる免疫細胞の方がよほど薄気味悪い姿に見えるかも知れない。だけど誰かを敵として想定しないと、上記のように「何もできない」無力感に陥りかねないのである。どうかすると、医者やナースに矛先が向き、「あいつ（ら）が悪い」となってしまうのは、こういう理由である。医療者がよくこぼす、「事情を分かっていない、遠くからの親戚が一番クレームをつける」というのも、同じことであろう。

医者はまだ「権威」に守られている。病棟で「怒り」の対象となりやすいのは、若いナースである。彼女らは、非常に頻繁に、理不尽としか言いようのない理由で、患者や家族から暴言を浴びせられ、場合によっては暴力まで振るわれる。ヤクザから因縁をつけられ脅されているのとほとんど変わらない。「患者や家族は、君に怒っているのではなく、病気に対して怒っているのだ」と宥めるのだが、なかなかに心の傷は癒やされない。思いあまって辞めて行く子も多い。

怒鳴る患者や家族は、本来の目的を見失い、「敵」をはき違え、最終的には自分の不利益になることをやっている（ナースが退職して人手不足になったら困るのは誰か、自明であろう）のだが、そこに思い至る余裕はない。人間は合理的な存在ではないのである。

外に「敵」を作るのは往々にして有効であるが、どうかすると思わぬことで自分が「敵」にされてしまう。我々は狡智を駆使して世渡りをしなければならない。

（2018.3.1）

20　看護大学を卒業する諸君へ

ご卒業おめでとうございます。看護大学での4年間の課程を修了し、来月からはナースとして現場に立つ皆さんに、一言お祝いを述べます。この中には、1年生の時に私のゼミをとり、いくつかの話を「もう聞いた」という諸君もいるでしょうが、社会人になるにあたって、中年のオヤジが同じ話を繰り返すのにつきあうのも修業のうちです。

小学校以来、皆さんは今まで、「勉強」をしてきましたが、これからやることは「仕事」です。それでもって給料をもらうのです。「金を払って勉強する」立場から、「金をもらって仕事する」身の上になるのです。一言で言えば、皆さんはプロになるのです。

プロの定義はいろいろあると思いますが、私は、「結果のみで判断され、そのことを誇りに思う」のがプロだと考えています。

私はかつて、患者への同情は情動に過ぎず、それでは素人と同じである、プロには患者の気持ちを理解する「共感」が必要である、と言ったことがあります。自殺防止ホットラインの電話対応を長年務めたあるカウンセラーの方は、「相談者の話を聞いて『可哀想』と思う人はこの仕事には向いていません。それはただの情で、そんなのが相手の救いになるという考えは自己満足でしかなく、その人に救われる相談者は一人もいません」とおっしゃったそうです。本当に誰かの役に立とうとする時、素人感覚の同情は不要どころか有害なのです。プロは、己の優しさや思いやりさえも、患者に「このナースは自分のことを思ってくれている」と分からせるための技術に転用するのです。ここでは、患者と適切な距離感を保つことが重要です。

ただ、ここで気をつけねばならないのは、自分がそう努めていても、相手の患者は素人ですから、勘違いしないとも限りません。極端な場合ストーカーと化してしまう可能性もあります。

そうした場合、皆さんは、相手に配慮してはいけません。「この人は患者さんで、弱い立場なのだから」などとは一切思わず、ただ自分の身を守ることだけを考えて下さい。すぐに上司に相談し、組織を巻き込んでの自己防衛をすべきです。職場が当てにならなければ、最悪の場合、自分のキャリアを犠牲にしてでも生命を守ることを優先しなければならないこともありえます。私は皆さんがそのような目に遭わないことを心から願っておりますが、今の日本ではともすると「弱者」を無条件で「正しい」とする、それこそ素人的な同情論が優勢になりがちですから、自分の身は自分で守らねばなりません。

さて、プロになるとは言いながら、皆さんはまだ素人同然です。これからの仕事に対して、期待よりも不安が大きいのは当然と思います。それへの対処法を一つご紹介しましょう。初出勤する直前に、自分が今期待すること、不安に思うことを書き出し、それを封筒に入れて封をし、誰か信頼する人に預けておく。その人にも中身を見ないでもらう。そして半年したら返してもらって読み返し、現在つまり半年後の自分の姿や考え方と比べてみる、というものです。

これによって、いかに「素人」の不安が他愛なく的外れなものだったかが分かり、それに引替え本当に気合を入れてやるべきものが何なのかが明らかになるのだそうです。

現代はいろんなものが目まぐるしく変わります。もちろん、医療も例外ではありません。医学は神の領域を冒さんばかりに進歩し、一方で医療にはビジネスの要素が大挙して参入しております。ともすれば「患者のため」などという医療者の「志」なんて、青臭い理想論として霞んでしまいそうです。

皆さんがこれからやることが、ビジネスつまり金儲けなのか、医療なのかは、たった一つの言葉が分かれ目になります。何度か言ったことではありますが、「患者様」という言葉を使う人は、「患者＝客《カスタマー》（消費者）」という考え方をもっていて、患者を購買者や依頼客《クライアント》と看做しているのですから、医療者ではありません。そこに「志」はありません。私は、自分のゼミの学生に、この言葉を禁じていました。ただし、君たちがもし、医療でなくビジネスをこれからの自分の職業とするのであれば、それはそれで仕方ありません。

しかしながら皆さんが「こちら側」に残ってくれるのなら、非常に心強いと思います。皆さんは医療に不可欠だからです。当り前のようですがそうではありません。医療を前提としない、即ち純粋に学問としての「医学」は成立するでしょう。しかし、医療を前提としない、患者抜きの「看護学」はたぶんあり得ないと思います。そして、医学なしでも、もしかしたら医療はできるかも知れない。しかし看護なしでは医療は成り立ちません。

多少の補足説明が必要でしょうか。「マーフィーの法則」の中に、「医者があなたに病名を告げたからといって、その病気が分かっているとは限らない」というのがあります。だけれども医学は「診断」を重視します。とにかく何が起こっているのかを知らねばならない。しかし看護学では、そこに苦しむ患者がいる、という事実だけが成立の必要十分条件のはずです。病名はつかなくてもよい。どちらが「医療」の本質により近いでしようか。

そして、そのうちＡＩが発達して、診断や治療の最適解を出すのに、人間の薬剤師や医者を凌ぐようになります。すでにその萌芽は現れています。碁や将棋がそうであるように、医療にも「勝ち負け」があって、一律に「勝ち」を目指すゲームであるとしたら、理論的にもＡＩの方が有利に決まっています。

しかし誰もが忘れているようですが、人間は最後、必ず一度ずつ死にます。その前に、治療は万策尽き、医者は匙を投げています。それでもそこに皆さんは、必ずいるはずです。皆さんが不要になるのは、人間そのものが地上での存在意義を失った時しかありません。君たちの資質や「志」は私がよく知っています。胸を張って社会に出て下さい。

医療に必要なものは、知識と、技術と、経験と、幸運です。皆さんは今まで、前二者の修得を目指して来ました。その努力はこれからも続き、その過程で経験も積みます。それらについて、私は何も心配していません。私はただ、残る一つ、皆さんの幸運を祈っています。

（2018.3.22）

21　日本人は主治医を求める

最近の大病院の多くでは、外来と病棟で担当医が分かれている。後者は多くの場合卒後3〜5年目の若手で、新卒の初期研修医を「指導」しながら入院患者を診療する。専門的なことが若い「担当医たち」の手に余れば、年かさの専門医に「コンサルト」する。

その年かさの専門医（指導医）は、外来で患者を診て、必要なら患者を入院させるが、コンサルトに応じる以外、病棟で患者を直接診たりはしない。ただ退院して外来通院となればまた「主治医」として診療する。患者再入院の際には、最初と違う若手が担当医になることが多い。若い先生たちは数多くの症例にあたることが必要で、同じ患者を繰り返し診るより、違う病気の違う患者を担当する方が「勉強になる」。

では患者の「主治医」は誰か。建前上は外来担当の医者なのだが、時として話がこじれる。ある癌の患者さんが初診し、すぐに入院となった。抗癌剤投与を行い退院したが、次の予約外来の前に具合が悪くなり、緊急で再入院した。間の悪いことに連休中で、

「担当医」が決まらない。その日その日の当直が順々に処置にあたったが、状態は徐々に悪化した。

こうなると患者も家族も、不満が募る。毎日毎夜違う医者が出てきて、違う説明をする（病状は変化するからやむを得ない）。先の見通しは立たない。出てくる奴らがみんな「私は今日の担当で」と、逃げとしか思えない台詞を口にする。病棟ナースは不穏な空気を察して、外来で診た「主治医」に連絡を取ってみるが、「俺じゃないよ。1回診たきりで、入院して以降の経過は知らない」。日に日に病状が悪化し、家族はついに、「この病院には、主治医の先生は、いないのですか！」と爆発した。

以上は実話だが、これを読んで、患者さんと家族に同情したあなたは、極めて日本的なメンタリティの持ち主である。そもそも入院患者に「主治医」なるものがあるのは、日本独特の制度であり、ある意味これが日本における医者の前時代的労働環境の根源なのである。

私は、自分の外来患者が入院したら当然のように自分が担当し、休日にも回診をし、急変したら夜中でも出て行く。それが「主治医」の務めだと思っているが、こんなのは時代錯誤的思考に囚われた旧い人間の行動パターンで、病院にとっては時間外労働が増える元凶、また医療者の「働き方改革」の障害なのだ。

かの東京医大裏口入学事件の後、同大が女子学生の入学を制限した、いやそんなことは他の私立医大もみんなやっている、という騒動があった（本書でも後ほどもうちょっと詳しく取り上げる）。それに対して、男性女性問わず、医師が働きやすいよう環境を整備することが重要であるという「正論」が一応の結論になった。しかし誰がどう考えても、私みたいなやり方では、出産や育児、もしくは介護、というような状況を抱えている人が医師として働くには無理がある。

どういうのが「良い環境」か。医療ジャーナリストの市川衛さんが、ドイツで循環器医として勤務しておられる岡本真希先生という方にインタビューした記事がネットにあった。ドイツでは医師の45％が女性だが、働き方は男性も女性も同じだそうだ。

ドイツでは理想論ではなく「みんなで妥協する」ことで解決しようとするらしい。たとえば予定されていた手術の開始時刻が遅れて、16時（医師の終業時間）までに終わらなそうなら、緊急でなければ翌日以降に延期になる。医療職と言ってもあくまで「仕事」と割り切って分担している感じがあり、入院すると担当の医師が毎日違う人に替わるのはよくあることで、手術についても、病棟や外来での担当医と、実際に手技を行う医師は異なることが少なくない。時には、手術の内容を説明した医師から「私は明日から休暇なので、執刀は別の人にお願いしておきますね」と言われることまである。

面白いのは、岡本先生ご自身が、「患者側の立場になったらどちらで治療を受けたいか」と聞かれ、「だんぜん日本です」と断言されていることである。先生は「日本にいたころは、命に関わる手術に臨むのだから、患者さんは医師との信頼関係を結んだうえで信頼して身をゆだねる。だからこそ医師も、忙しい中に無理をしてでも手術をねじ込む、という意識があったように思います」とおっしゃっている。

岡本先生は「日本の医師が今のままの働き方を続けていたら、安全な医療を提供することが難しくなるだろう」と指摘する一方、「根本のメンタリティが違うので、ドイツのような働き方を導入することは難しい」とコメントされている。ドイツの「みんなで妥協する」の「みんな」には、患者も含まれているのだ。

ここで先ほどの「主治医はいないのか」と爆発した家族の話に戻る。そもそも連休中に出てくる「主治医」なんてものがなくても、その日その日の担当が自分の業務を正しくこなし、かつ、引継をきちんとしていれば、患者や家族から文句を言われる筋合いはないのである。悪くなるのは病気のせいで、もしくは病院の態勢が整わない連休中に具合が悪くなった不運なのだ。

日本人はそれで納得できるだろうか。かつて私の患者さんに、ある大学職員の方がいた（医学部のではない）。初期治療の後、一旦その大学の医学部付属病院に転院されたが、すぐに戻ってこられた。「大学病院では、担当医がコロコロ変わって、継続して診てくれない」というのが理由であった。私はその方が亡くなるまで10年余り診療を続けた。その間、誤診や処置の遅れ含めいろんなことがあったが、ご本人からもご家族からも非常に感謝された。

政府が長期の政策を遂行するに当たっては、有権者は一時的な副作用や外的要素による紆余曲折を耐え忍ばねばならないことがある。医者も同じである。長い経過中には当然、見通しの誤りや結果的な不成功がつきまとう。「主治医」でなくしてどうやってそれを乗り越えていけるのか、旧世代の私には分からない。

その「主治医」との信頼関係に代わるのは、今のところうんざりするような同意書その他の文書の山である。「医者が働きやすい環境」の実現のためには、日本人のメンタリティを切替える必要がある。私には、それは不可能のように思える。

（2018.11.8）

22　財前五郎は「主治医」だったのか

もう少し「主治医」という、日本固有の医療制度について考える。『白い巨塔』(山崎豊子、新潮文庫)で物語の軸となる、主人公・財前五郎が患者の遺族に訴えられる裁判の元が、まさにこの「主治医」メンタリティである。

ネタバレになるが、どうせ皆さんご存じだろうし、唐沢寿明と江口洋介のフジテレビドラマ(もう16年も前だが)の印象も強烈だろうから、ストーリーの概略を記す。有能だが傲慢な外科医財前は患者の癌を見事に取り除いたが、細かいミスがもとで死なせてしまい、遺族に訴えられる。財前は執刀医でありながら術後に患者を1回も診ず、下の医局員に丸投げで、財前の親友である良心的な内科医里見脩二の助言や警告にも全く耳を貸さなかった。

さて、患者の遺族が財前を訴えた最大の動機は、「執刀医でありながら術後患者を診もせず、病態の悪化に対して何もしなかった」ということである。では財前が回診に来ていたら患者の死は防げたか、というと、そうでもない。原作でもドラマ版でも、患者の死はその時点の医学では防ぎようのない不可抗力だった。

財前からすると、そもそも訴えられる理由が分からない。確かに執刀はしたが、それは浪速大学第一外科という担当チームの中で最も手術手技に優れていたからやったまでである。術後のケアも、「チーム」として放っておいた訳ではなく、ちゃんと柳原という担当医がいた。それを若いだの頼りないだのと言うのは、患者側のわがままである。加えて、財前は患者を診ずに遊んでいた訳ではなく、海外学会の準備をしていた。これは教授の大切な仕事である。

だから、患者側が勝手に執刀医の財前を「主治医」と思い込み、その職務を放棄したと主張しているだけなのだ。それに同調する里見も、きわめて日本的なメンタリティを持っている。執刀医だから主治医で、主治医はどんな用事があっても（夜中でも休日でも）、患者の病状悪化に際し自分で対応せねばならない、なんて、欧米では「なんのこっちゃ」である。そもそも「主治医」なんて存在しないのだ。その場その場で対応している人間がちゃんといて、それがベストを尽くし、悪化の原因は現在の医療水準を越えている。何の問題も生じようがない。

どちらが良いか悪いか、という話は前回したから略すが、そういう「患者の全人生を抱える」タイプの主治医というのは、現実問題として日本でも減少しつつある。これが消滅してしまうと『白い巨塔』のストーリーは成立しない。

聞くところによると、厚生労働省は、大病院に入院した場合、そこで治療に当たる医師を「主治医」と呼ばないようにしたいそうだ。「主治医」とは、地域のかかりつけの開業医などがその役割を担うもので、大病院（今の言葉だと「急性期病院」）の担当医は、その患者がたまたま大きな病気をした時だけ治療を行う職人みたいなもので、治療が終わったら地域の「主治医」に戻すのである。

こういう意識は、急性期病院で働く医者の中にも出てきていて、とにかく患者は「死なない」ことを前提に医療が行われる、というのは前にも指摘した。やはり医療の花形は「急性期」であり、内科医も外科医も、そういう職場に行きたがるのだが、感覚として目指すのは「その分野の熟練工」である。私は、内科医や外科医を志す者は、患者の最期まで面倒をみる覚悟をもつべきだと考えていたが、この発想は完全に時代遅れらしい。

とはいえ、外科なんかはやはり生死に関わる病気を扱うし、日本のシステム（もしくはメンタリティ）では、「主治医」として夜中に呼ばれたりもする。若い人はもうそんな仕事をしたがらない。「労働環境の改革」が進まないとなると、自分からそういう職場を避けるのである。この間聞いて驚いたが、ある名門私立医大で、卒業生１００人強のうち、外科（消化器外科とか心臓外科とか全部含む）を志望したものは全部でわずか10人だったのに対し、形成外科志望は30人だったという。後者の大多数は、将来美容外科医として「その場その場の職人」の仕事に進む。

一方で、厚生労働省が目論むように、「修理工場」みたいな急性期病院から戻ってきた患者を、地域の「主治医」たちが最後まで面倒を見るかというと、これまた怪しい。非常に献身的な開業医の先生方もたくさんおられるが、ちょっと悪くなるとただ「大きい病院に行け」とだけ指示する、という場合はもっと多い。

横浜の病院で、看護師が末期患者の点滴に消毒剤を混入して殺してしまった事件があった。動機について彼女は、「自分の勤務中に死なれるのが嫌だった、家族への対応をしたくなかった」と答えたそうだ。むろん殺人は論外だが、私には、この行動は「死」を忌避する現代医療の風潮の延長線上にあるように思える。

なんにせよ、人間が人間を治療するからこういう問題が起こるのだ。人間がやることにはミスもつきもので、だから患者も家族も「ミスされていないか」と疑心暗鬼になる。また、人間がやるから「人間らしい」「心のこもった」ことを要求してしまう。いっそのことそんなの全部取っ払ってしまって、AI（人工知能）と機械にみんな任せてしまえば、ミスについては安心できるし、「心の医療」どうたらこうたらは端から「ないもの」と諦められるからトラブルにはならない。たぶん世の中はそういう方向に動いている。

落語「天災」の主人公である乱暴者は、何でも喧嘩の種にする。小僧が撒いた水がかかったらどうする？　と訊かれると、首根っこ摑まえて「てめぇんとこではどうしてこんな間抜けなのを飼ってるんだ」と店にねじ込むと言う。屋根から瓦が落ちて頭に当たったら？　その家に「てめぇたちは職人の手間を惜しむからこういうことになるんだ」と怒鳴り込む。ただ夕立で天から雨が降って濡れた時は、これは天災で仕方がないと諦めるのだそうだ。

その昔、医者は神様で、「天」だったから問題は生じなかった。今は医者も患者と同じ人間で、人間が相手だからトラブルになる。「天」ならぬAIならば心安らかにいられる。うまくいかなくても「天災」と諦められる。問題は、はてそれで皆さん幸せなのだろうか？

(2018.11.15)

23 何をそんなに怖がるの

ある日曜日の夜、風呂に入ろうと裸になった途端に、家内が「携帯が鳴ってるわよ」と持ってきた。こんな時間に掛かってくるのは大抵碌なことではなく、病院から患者急変の知らせかとガラケーを開いたら、発信元は知り合いのテレビ局プロデューサーである。電話してくるなんて、1年ぶり以上だろうか。「何？　急ぎのこと？　俺、これから風呂に入るところだけど」「あ、すみません」

すみませんからじゃあ後で、と切るかと思いきや、そのまま用件を話し出した。「今、子供の爪を見てたら、黒い筋があるのですけど、これって、黒色腫じゃないですよね？」「子供さんはおいくつ？」「7歳です」「7歳で黒色腫ってのは、さすがに聞いたことないなあ。いつからあるの？」「2〜3年前からあるにはあるんですけど、今、見てたら、急に怖くなってきて、それで……」

2年も3年も前からのものについての相談が、裸になってる私を相手にする緊急性をもつはずはないが、「急に怖くなってきた」という気持ちは分かる。お子さんのことでもあるし、ここは大目に見てやろう。「まず大丈夫だと思うけど、気になるなら皮膚科に診てもらえばいい」「普通の皮膚科で（黒色腫が）分かりますかね？」

皮膚科に診てもらって分からないものが、専門外の私に電話で相談して分かるはずもないのだが、「小児科でなく皮膚科に行けばまず大丈夫だ。ノーベル賞が出た例のオプジーボは最初、黒色腫の薬で出てきたから、皮膚科の中でも黒色腫は注目されている」と、我ながら眉唾ものの保証をしたら、やっと彼も落ち着き始めたようだった。「本当にすみませんでした。今も、僕、背中が汗でびっしょりなんですよ」

後で調べたら、思春期以降では確かにそういうのが爪黒色腫の初期症状のことはあるが、小児では爪甲《そうこう》帯状色素沈着症なる名前もついていて、まず問題ないらしい。その旨彼に知らせたら、「先生に話を聞いてもらえてだいぶ安心しました。今週どこかで一応近所の皮膚科に連れて行きます」ということであった。彼とは一緒に仕事もしたが、非常にフットワークが軽く、思いついたことはすぐに行動に移すバイタリティがある。今回はそれがちょっと勇み足になったようだ。

彼がここで感じたのは「恐怖」である。臨床心理学では、「不安」と「恐怖」は別々の用語で使い分けられている。対象となる物がはっきりしないのが不安で、明らかなものが恐怖である。もし彼が、「最近うちの子が元気がないみたいですけど、どこか調子が悪いのでしょうか？」と「不安」を打ち明けるような電話をしてきたら、さすがに私も裸のまま応対したりはしないし、彼だって「あ、すみません」の段階で一旦電話を切ったはずだ。今そこに「モノ」があるから恐怖に駆られて話し続け、私もそれを理解できたのである。

なんとなく、「恐怖」は「不安」よりも強いものだと感じられがちだが、そうとは限らない。特にこのように、結局は問題ない、という際には、相手が分からない不安だとその場の解決は難しい。「そうは言っても……」という感覚が残るはずである。明治の名人四代目橘家圓喬の怪談噺は、演《や》っているときはさほど怖くなかったらしい。ところが終わって外へ出て夜道を歩くと、今聞いた噺のフレーズが耳に残り、後ろに誰かいるような気がしてみんな家へ飛び帰ったそうだ。得体の知れない「不安」の余韻を残すのが名人芸なのだろう。

話は飛ぶが、癌の患者さんに病名を告知するかどうか、の問題は、つまり「何だか分からない」不安と、「死病にとりつかれた」という恐怖のトレードオフである。従来、医療者や家族は、不安状態に置かれた方が恐怖に震えるよりもいいと判断して告知をためらったのである。だが相手がはっきりすれば対策も取れる。治療効果に期待する、というのはその一つだが、もちろん治らずに死んでゆく患者さんも多く、告知した以上はそのフォローは重要である。

さてその、いわゆる「死の恐怖」も、二つに分類されるようだ。一つは痛くないか、苦しくないか、家族に迷惑をかけないか、という具体的な「恐怖」であって、これは個々に対応ができる。適宜鎮痛剤を使うとか、酸素を吸ってもらうとかやっていけばよい。しかし考えてみると、これらは「死の恐怖」そのものではなくて死ぬ過程の「まだ生きている段階」での話である。本物の「死の恐怖」は「死の不安」と呼ぶべきものだろう。死んだらどうなるのか、今それを考えている自分が消滅してしまうということがどうしても実感できず、分からない、分からないから対策の立てようもなく、不安で仕方がない。こちらの方が厄介なのは明らかである。

そして、ほとんどの宗教では、その救済策として、「死後の世界」を提示する（岸本英夫『死を見つめる心』、講談社文庫）。死んでも「終わり」ではなく、まだその先がある、というのである。極論すれば、地獄でも「ないよりマシ」である。地獄の責め苦は「恐怖」だが、まだしも具体的なイメージが描ける。

世の中の恐ろしいこと、たとえば災害や疾病に対して、よく「正しく恐れよ」なるキャッチフレーズが使われる。きちんと理解して、それへの対応策を考える、といった意味合いである。これはつまり、嫌なものを漠然と怖がっているのではなくて、相手をしっかり捉えろ、ということだから、「不安」から「恐怖」への転換とも言える。だから前述の「死後の世界」の創出と似ている。むろん、具体的に検討した結果どうにもならない場合もあるのだが、それでも相手が分かっていれば最後の手段として開き直ることもできる。上方落語に「山より大きい猪は出んわい」というフレーズが出てくるが、まさにこの態度である。

遊園地のお化け屋敷には客が絶えないし、稲川淳二の「怖い話」は大人気である。だから現代人は（解決する）「恐怖」を好むように見える。一方で「不安」を好む人はいない。まず不安を恐怖に置き換えるのが解決の第一歩なのかも知れない。
私も寄る年波で不安を抱えている。この間自己分析してみたら、「このコラムがネタ切れになるのではないか」という具体的な恐怖が浮かび上がった。果たしてこれは解決できるのだろうか。

（2019.1.3・10）

24 「私が病気をこじらせたのですね」

ニューヨークの大病院に勤めるシンドゥ先生がある日診察した癌の男性は、以前その病院での診断後、医師たちの勧めを振り切って通常の治療を断り、家族や友人やインターネットからの情報に従って、高濃度ビタミンCの点滴やコーヒー浣腸などの代替療法を選択していた。それから数ヶ月後、病勢の悪化のため、彼は「治療選択肢を話し合うために」再診したのだった。

シンドゥ先生は緊張した。そういう「前科」の持ち主なら、今回も自分たちの言うことを聞き入れてくれないのではあるまいか。トラブルになったらどうしよう。しかし、現れた患者は予想を裏切って、身だしなみの良い紳士で、態度も落ち着いていた。彼は、最初に下した、標準治療を受けないという自分の決断を後悔し、「怖かったんです」と正直に認めた。そして今度は医療チームと、標準治療について検討したいと言った。

患者と話した後で、シンドゥ先生が一旦席を立とうとすると、患者は礼を述べた後で先生を呼び止めた。それまでの落ち着いた態度から深い苦悩に満ちた表情に変わり、「私が病気をこじらせてしまったのですよね?」と聞いた。「もし何ヶ月か前に治療を始めていたら、ずっと見込みは良かったのでしょう?」

この問いに答えるのは難しい。「答」は明らかなだけに、なおさらである。シンドゥ先生は「皆さん、自分のことはご自分でお決めになる権利がありますから」とかなんとか口の中で呟いて、患者の視線から逃げるように外へ出、何かもっと良い返答の仕方はなかったかと悔やんだ。だが「正解」などどこにあるだろう。正直に答えれば、後悔しきりの患者を、絶望の淵に追い落とすことになる。かといって、下手な慰めはバレバレの嘘になる。

以上はごく最近、アメリカの癌専門医学雑誌に載っていた記事であるが、日本でもこの手の話は山ほどある。私自身ももちろん、こういう患者に何度も遭遇した。何十年も前にも、最近でも。

これほど情報が発達し、また患者に病名を隠さず治療するようになった現在でも、この問題はなくならない。なくならないどころか、恐らく状況は深刻化している。一つの理由として、患者側の目を眩ませる民間療法の類が巧妙化してきた。最近のそれは、自らを「民間療法」と呼ばずに、「最先端治療」と称することが多い。だから「通常の医療」と「民間の医療」ではなくて、「標準治療」と「最先端治療」の対比に持っていくのである。免疫療法一つとってみても、標準治療に組み込まれたものと、その辺に広告がバンバン出ているような「商売」とは、素人にはまず見分けがつかない。中には金にものを言わせて、大学に寄付講座を作り、アカデミズムの形を整えているものさえある。大学はどこでも経営難であり、大枚をつぎ込んでくれる寄付講座は有難い限りで、内容がどうこうなんて贅沢は言っていられないのだ。

もう一つの理由は、皮肉なことに医学の発達によって病気は「治るのが当然」と思われるようになり、医療者にとってのハードルが上がってしまったことだろう。治らない病気などないはずだ、もしくは治るにしても楽に治せるはずだと、「医者に頼らず自分で治す」のような極論がメディアでも持て囃され、本を出せばベストセラーである。「当たり前」のことしか言わない医療者に対して、患者側は不信感を募らせるのである。

我々はどうしたらいいか。二つのシチュエーションがある。一つは患者が今まさに我々の制止を振り切って、そういう「いかがわしい」治療に向って出て行こうとする時、もう一つは「引っかかった」患者がひどい目に遭って悪化して戻ってきた時である。前者の、患者が我々の元から怪しい治療へ向かおうとする時、我々はむろん必死で止めようとするのだが、多くの場合、患者や家族はますます依怙地になって、我々の言うことに聞く耳持たず、結局は出て行ってしまう。

私の研修医時代の同僚に、現在は在宅でのホスピスケアをやっているドクターがいる。私ががんセンターにいた時に呼んで講演してもらった。そのドクターは、「がんセンターの医者は、患者に対して冷たい」と批判した。一般論としては、これは正しい。ただ、具体的な事例として、そういう民間療法に行こうとする患者に対して、「効くといいですね」と声をかけるべきだ、と言っていたが、これには賛同しにくい。実際問題、なかなかに難しいのだ。

小泉信三先生が昭和27年にこう書かれている。

「船の航海につき、或航路の危険を説いて、出帆に反対したものがあったとする。それにも拘らず、船は出帆して、この航路をとったとする。この場合、右の反対者は、航海の安全を願うか、或は途中に何か事の起ることを願うか。……（船が無事に到着したら）出帆の反対者は、船の無事到着を知って、却って失望に似た感をなすような事はなかろうか。人間の常情、私は必ずしもその事なきを保し難いと思う」（文春学藝ライブラリー『常識の立場』所収）

小泉先生はこの喩えを、多数講和に反対して全面講和を主張する平和論の人たちに対する反論として書かれているので、我々と状況は異なるのではあるが、「本来は患者の経過が良くなるのを祈る（航海の安全を願う）べきところを、自分たちの予言が当たることを期待する（何か事の起ることを願う）」心理が、我々にもないとは言えない。だから「効くといいですね」というような、第三者からするとなんてことはないはずの、表面上のお世辞でも難しくなるのである。

もう一つのシチュエーションが、「引っかかった」患者がひどい目に遭って戻ってきた時である。患者を食い物にした詐欺師たちはもうその患者には用がなく、面倒見たりすることは絶対にない。だが正直に言って、騙される患者を「快く」送り出すよりも、悪くなってから戻ってくるのを「仕方ない」と迎え入れる方がまだしも簡単である。我々は、「それ見たことか」の言葉を飲み込みながら、シンドゥ先生と同じように、その時点での最善を尽くすのである。あの時、「効くといいですね」と言えなかった罪滅ぼしのようでもある。本当はこちらに何の「罪」もないはず、なのだが。

(2019.5.23)

Ⅲ　命とカネ

25　厚労省が口にしないこと

高額医療の議論は、私が2015年11月号の月刊誌『新潮45』に「医学の勝利が国家を滅ぼす」と題する論文を出して火をつけたことになっているが、むろん問題はずっとそれ以前からあった。私自身も医学雑誌や学会では2011年頃から提起している。ただし誰一人耳を傾けなかった。先日、「厚生労働省のある幹部職員が、『もうちょっと早く里見が騒いでくれればよかったのに』と言っていたよ」と私の友人が教えてくれた。つまりは厚労省も「分かっていた」のである。だったらまずお前が言えよ。

さて、重い腰を上げたかに見える厚労省は、新薬の「費用対効果」評価の基準として、「一人1年の延命のためにどのくらいまでのコストが適正か」を設定することにしたそうだ。そしてその基準（専門用語では増分費用効果比、ＩＣＥＲ）を、国民アンケートで決め、それよりも割高になる薬については薬価引き下げを検討する、という記事が２０１７年６月に出た。そして10月末に、ＩＣＥＲは「一人1年５００万円」を目安とする、という報道がされた。

失礼ながら、読者のみなさんはこれらの記事をお読みになっても、さっぱり分からなかったと思う。ＩＣＥＲについてはほとんどの新聞で図入りの解説がついていたが、理解可能なものはなかった。毎日新聞の説明図は、明らかに間違っていた。それを知り合いの記者さんに指摘したら、「書いた者が理解できていないようで、すみません」という返事が来た。そういうのを読まされる読者はいい面の皮である。

医療における「費用対効果」の計算法は、他の領域、たとえば公共事業などとはだいぶ違っている。ここに、ある病気に対して、従来の薬剤Ａと新薬Ｂがある、とする。Ａは一人１００万円（効いても効かなくても同じとする）かかり、１００人中60人治る。Ｂは同じく１５０万円で、１００人中80人治る。一人を助けるのにＡは１００万掛ける

100人（トータルコスト）を60で割って167万円、Bは188万円である。そうすると「一人を助けるのにかかる金額」はAの方が安く、つまりコスパがいいのでAが能率的で「良い治療」だ、……と判断する人は、まずいない。

誰がどう考えたって、「20人多く助けてくれる」Bの方が「良い薬」に決まっている。ただし、Aに比べて、20人多く助けるために合計で5000万円余計にかかる、すなわち「（Aに比べて）もう一人助けるためにかかるコスト」が250万円、という計算になる。これがICER、「増分」費用効果比である。医療が単純な「費用効果比」（この例では一人167万円とか188万円とか）では評価されない理由がご理解いただけただろうか。

この例でのICERは「一人助けるためにいくらかかるか」という数字だが、そこで助かっても、どうせ最後はみんな死んでしまうのだから、実際上は「一人1年の延命のために」という指標に直して使われる。本来はこれをまたQOL（生活の質）で補正するのだが、長くなるからそこの説明は省く。

そこで問題は、その「余分にかかる250万円」が高いか、払えるかどうか、になる。払えればBを使い、払えなければAを使うのである。いずれにしても、「Bの方がAよりも良い薬である」事実は変わらない。で、誰がそれを決めるかというと、払う人であって、自費診療なら本人である。ビル・ゲイツなんかが、「命が助かるなら、100億でも1000億でも安い。オレが払うのだ、文句あるか」と言ったら、誰にも文句はない。ただ、国民皆保険制度のもと、公的な保険償還の対象となれば話は別である。この場合は「払う人」はつまり納税者（全体）であり、個々人ではない。その「基準」を決めてもらおうというのが、冒頭の厚労省の「アンケート」の趣旨である。

ここまでお読みになって、「よく分からん」と首をひねられても、無理はないと思う。新潮新書の私の編集者（東大卒）は、「自分でも勉強したけど、全く理解できなかった」と白状していた。けしからんのは、そういうものを一般国民にポンと出して「ICERの基準を決めてくれ」という厚労省の役人である。私には、彼らが「国民から、命の値段を勝手に決めたと言われたくない」、また、「製薬企業から、薬価の基準を勝手に決めたと反発されたくない」という懸念から、「民意」に丸投げして逃げた、としか思えない。

かくのごとき経緯で「丸投げされた素人」が決めた「一人1年500万円」の目安が、実情と乖離するのは、やむを得ぬところである。くだくだしい計算は略すが、この数字からすると、ほとんどの抗癌剤などの薬価は現在の数分の1以下に下げなければいけなくなる。そんなの製薬メーカーが同意できるわけがない。実際、この基準は先進国の中でもっとも「渋い」イギリスとほぼ同等で、イギリスでは非常に多くの「高価だがよく効く」薬剤が保険償還の対象外とされていて事実上使用不可であり、国民の不満のもとになっている。ちなみにWHOはICERの上限として、「その国の一人当たりGDPの3倍」という基準を出していて、これだと日本の場合約1200万円である。

だから厚労省は、いわば極端な「値下げ交渉」を始めたに等しい。その先はどうするのか。イギリスと同じように、応じなければ保険適用の承認を取り消す、なんて強硬策が取れるのだろうか。オプジーボのように「高いがよく効く」薬剤（繰り返すが、「同じ基準」のイギリスでは使えない）が保険診療から削除されたら、患者にとっては死活問題である。私はひそかに、この「ICER500万円」の基準を決めた厚労省の役人は、「ではどうするのか」が顕在化した時には別の部署に異動予定で、それを計算ずくでやったのではないかと疑っている。

一方で厚労省は、2016年に血管新生阻害剤サイラムザを、2017年に同ザルトラップを、大腸癌に対して承認した。既存薬アバスチンに対して、いずれも効果も副作用も同等であり、薬価はサイラムザがアバスチンの約3倍、ザルトラップは約2倍である。「効果は同じ」だからICERは計算上∞になる。何がやりたいのか、さっぱり分からない。

（2018.1.4・11）

附記。試行的な評価の対象品目となったオプジーボは、2019年3月に、ICERが肺癌や腎癌で（一人1年）1500万円以上、と報告された。厚労省はICERを「一人1年500万円」を目安とする、と言っていたから、これでいくとオプジーボの値段は3分の1にならないといけないはずである。同年5月15日に、オプジーボの薬価が、8月にまた値下げされると発表された。240mgバイアルで、41万5800円から40万6463円、4117円の値下げ、ちょうど1％である。あの「一人1年500万円」の目安がどうなったか、についての説明はない。

26　救命艇に乗るべきは誰なのか

厚生労働省は、新薬の「費用対効果」評価のため、従来の治療に比べて一人1年の延命をするのにどのくらいのコストがかかるか、という増分費用効果比（ＩＣＥＲ）を指標とし、「一人1年５００万円」を目安とすると決めたそうだ、というのが前項のおさらいである。この基準は非現実的であり、まともに適用すると多くの有効な治療薬が保険使用不可能になる、ということもお伝えした（そして実際に、「まともに適用」されてはいない、ということも附記しておいた）。だがしかし、実はもっと大きな問題があって、医療コストはＩＣＥＲでの規制くらいではコントロールできなくなっている。

理由その1。ＩＣＥＲは、「従来の治療に比べて」の「増分」の評価であるから、「従来の治療」も高価になってくると、全体のコストを反映しなくなる。「新薬」は十分な効果をもつと認定されればそれが実地で使われる「標準的治療」になる。つまりは、次の「新薬」に対する「従来の治療」になるのである。そしてもちろん、医学の進歩は急速で、有望な新治療法や新薬は、次から次へと生まれる。かくして、一つ一つのステップは「許容範囲内」でも、全体のコストはどんどん上昇する。

理由その2。２０１７年2月の薬価引き下げ前、癌の免疫療法剤オプジーボは体重60

キログラムの人に1年間使うと約3500万円かかったが、これが日本での最高額の薬ではなかった。たとえば、発作性夜間血色素尿症という、非常に珍しい血液疾患に対する特効薬ソリリスは、成人患者に対して1年間使うと、4600万円強かかる。我々は、100万人に一人というような稀な疾患で苦しんでいる人に対しては、何百万何千万かかろうと、「気の毒だから」助けてあげたいと思う。もちろん私だってそうである。

だがしかし、では「普通の」肺癌とか、「普通の」心不全とか脳卒中とか、ごくありふれた病気で苦しみ、死ぬ人は「気の毒さ具合」が軽いのかというと、もちろんそんなことがあるはずがない。あるはずはないのだが、同じ程度にコストをかけると、100人しかいない病気に比べ、10万人の患者がいる病気の治療は、合計費用がいきなり1000倍に嵩む。そして現代は、そういう「ありふれた病気」に対する治療が猛烈な勢いで進歩している。C型肝炎に対する1錠8万円の特効薬ハーボニーなどが一時医療財政全体を揺るがしたのは、高価であるとともに患者数が多かったためである。

そしてもう一つ。ICERは、「一人1年」の指標であって、その「1年」は、皆同じとして計算されている。つまり20歳の人も80歳の人も同じ価値の1年、同じ値段の1年なのである。それは正しいことなのか？

救命救急センターに搬送される患者は高齢化し、現在は70代が最多だそうだ。もうすぐ9割の患者が高齢者になり、子供や若者はそれに弾き出されて収容できなくなると懸念されている。「命の価値はみな同じ」の前提に立てば、それは仕方がないことになる。「若い人優先」という「差別」はしてはいけないのだから。そうだろうか。これはまたいずれお話しすることがあるだろう。

よって、せっかく厚労省が重い腰を上げて打ち出した「費用対効果評価の導入」も、それだけではとても十分とはならないようである。

医療コストが急激な上昇を続けているのは、むろん国によって事情は違うが、世界共通の問題で、アメリカでは有力な研究者が共同して「がん医療の『バリュー』のためのコンソーシアム」という研究団体を設立した。「バリュー」というのはつまり費用対効果のことで、なるべくお金をかけずにうまく治療できないか、が主眼の、いわば「いじましい」方法を検討しよう、というのである。

だが行く手は厳しい。メンバーの一人、レオナルド・ザルツ博士はこう言う。

「我々は、すべての患者にすべての治療を同じレベルでやって、金は大丈夫だという、ファンタジーに生きようとした。だが我々は、がん医療のコストは持続不能、という現実に直面しつつある。このコストはもう持たない、と私が言うと、反対する人はいない。しかし何かやろうではないか、と言う人もいない。解決策には、容易なものは何一つないからだ」

ザルツ先生が指摘するように、「すべての患者にすべての治療を同じレベル」ではできないとなると、誰かを犠牲にしなければならない。「犠牲」といっても、完全に自由競争にして敗者は放っておく、という意味ではなく、最低限のことは当然せねばならない。しかし少なくとも「最低限《ミニマム》」と「最善《オプティマム》」には差が出てくる。憲法25条が保障するのは「最低限《ミニマム》」の方である。

ゲームの理論で言う「救命艇状況」では、救命艇の定員は限られていて、それを超える数の遭難者がいた場合は、誰かに諦めてもらわなければならない。皆が同じように権利を主張すれば救命艇は沈み、全員が海の藻屑となる。私が学生の時にこれを講義で紹介した公文俊平教授は、「そういう状況は、倫理的に、あってはならない」という批判に対して、こう答えた。

「人類は、というよりすべての生物は、その歴史の中で数限りない救命艇状況に遭遇し、生き残った者が今に至っている、と考えた方が妥当でしょう」

昨年、生命倫理を扱ったある研究会で、医療コストについての講演を依頼され、「容易なものは何一つない」解決策も含めて、問題を提起した。そのあとで研究会の会長をされている哲学専門の大学教授が「まとめ」として、「これはやはり薬価の決め方に問題があるのではないか、製薬企業が儲け過ぎであって、それを許している現在の資本主義体制を考えなければならない」と総括された。

私は正直、ガッカリした。この先生は、自分たちの外に「悪者」がいて、まずそいつをやっつけなければならない、という発想しかなく、その「解決策」で「一安心」してしまっている。一方、昨年の肺癌学会で招いた財務省の官僚は、「たとえば生活習慣病をどうにかするには、まず運動をしよう、禁煙はその次に、なんてなことではダメでしょう。食事制限も運動も禁煙も、すべてすぐに始めるべき」だと喝破していた。どうみても、こちらの方が正しい。

さてそれで、「救命艇に乗る」べきは誰か。若い世代に決まっていると、私は思う。

（2018.1.18）

27　邪悪なものは強い

いかに医学が発達しても、人間はみな死ぬのであり、中には天寿を全うできない人も存在する。我々が治せない病気、救えない患者はいまだ数多い。そういう人たちが藁をもつかむ気持ちで縋る民間医療ビジネスは花盛りで、患者の弱みに付け込んで高額な「治療費」をふんだくる輩は後を絶たない。

一方でそういうのを非難し、警鐘を鳴らし、啓蒙に努める「まっとうな」医師の方々も増えてはいる。最近はマスメディアも「根拠のある医療、標準的治療」の概念をある程度理解してきたので、その協力を得てキャンペーンを張っているが、いかがわしい治療はなくならない。なくならないどころか、週刊新潮を含む多くの週刊誌などでは、そういう広告記事が至る所に溢れている。よほど気前良く広告料を払っているのであろう。

なにゆえ怪しい商売を撲滅できないのかというと、規制する方法がないからである。

たとえば、某有名人癌患者に水素風呂だかを勧めたとかいうクリニックの医者はその後、臍帯血「医療」に絡んで逮捕され有罪判決を喰らったが、罪状は「無届けで投与した」のが再生医療安全性確保法違反に問われたから、らしい。問題は「無届け」であって、臍帯血を投与すること自体は、違反でもなんでもないのである。この謳い文句は「癌にも効く、美容にも効く」だから、私はインチキですと白状しているようなものなのに、である。

現在の日本の法律では、医者は、患者に「説明して同意を取れば」、保険外医療でなら何をやってもいい。ここで患者に嘘をつく必要はない。癌の末期で、「やることがない」と言われた患者に対して、「この治療法は、はっきりしたデータはないけれど、理論的には有望だと、少なくとも私は思います。ダメで元々じゃないですか」と「説明」しても、どこにも虚偽は入っていない。実際、学会の主流から外れた医療が後々になって有効性を証明された、という例もあるのだ。自分で「この治療には可能性がある」と信じれば、己の良心にも恥じることはない。患者の状態が悪くなっても、クリニックだから入院設備はなく、ケアは「できない」ことを口実に、しなくて済む。どこかの病院に行け、でおしまいである。

患者の中には、標準的治療でまだ可能性が残っているにもかかわらず、そういう民間医療に目が向いてしまっている人もいる。止めさせようとしても、こちらに来なくなってしまうだけのことが多い。我々は、場合によっては、そういうインチキ医療を黙認し、その代わりこちらでちゃんとした医療も患者に「受けてもらう」ことを考えねばならない。むろんのこと、病状が悪くなった患者も引き受ける。これは敗北であり、屈辱的であるのだが、患者の利益のために負けを認めるのである。どうして負けたのかというと、日本の法規制が、邪悪なものが栄えるようにできているからである。患者なんてどうなってもよい、と考える側が有利なように作られているのだ。

お話変わって、北朝鮮はやりたい放題である。対話をしようとすれば協定を裏で破って核兵器の開発を進め、圧力をかけても逆ギレして軍事的な脅迫を繰り返す。経済制裁しても、庶民は困るかも知れないが、向こうは自国民の人権や生命など屁とも思っていないから、大してこたえない。いざ戦争という時、自国民の生命を第一に考える国と、いくら死んだって構わないと思う国の、どちらが「強い」かは自明である。カタギはなかなかヤクザに勝てない。

考えてみれば、春秋戦国の昔から、享楽に耽る国よりも、臥薪嘗胆して兵力を蓄える国の方が勝つのである。「享楽に耽る」はあんまりな言い方だが、国民の生活レベルを上げるとは、即ちそういうことだ。我々と我々の政府が豊かで楽しく暮らすのを第一の目標としてきたのに対し、かの国はすべてを犠牲にして「目的」のために軍備増強を進めた。イソップの蟻と蟬さながらである。

そしてその過程で他国民を拉致しようが贋札を作ろうが、また交渉で嘘をつこうが協定を破ろうが、それを「規制」する方法はない。ホッブズが「万人の、万人に対する闘争」と喝破したように、国際社会は無法地帯であり、基本的には力がすべてで、騙された方が悪い世界である。

我々は国民の生命を最重要視し、これが損ねられた時点で「負け」なのだから、我々に「勝つ」方法はなさそうだ。「陛下お一人を守れば」なんて価値観に戻れるなら話は別であるが、そんなの陛下ご自身が真っ先に否定なさるだろう。むろん、米朝戦争になれば北朝鮮も「負け」、アメリカは「勝つ」かも知れない。しかしそれは我々の勝利ではない。

インチキ民間医療と同じ構図で、国際社会のシステムの中では邪悪なものが栄えるようになっている。歯嚙みするほど口惜しくても、納得できなくても、我々は負けを認めるべきではないだろうか。「失敗」などと言葉を取り繕うのではなく、「敗北」である。

そうでなければ敗戦処理にも向えない。

どう敗戦処理をするか、は私の専門分野ではなく、「指し示す」ことはできない。素人考えでは、米朝戦争に備え、被害を最小限に食い止めるような方策をとるのか、それとも北朝鮮の要求に応えて（つまり脅しに屈して）金を毟《むし》りとられる方を選ぶのか。いずれにしてもバラ色の未来なんてあるわけがない。敗戦国にそんなのがあったらおかしかろう。

もちろん、公式に敗北宣言などを出すのはまずかろうから、その必要はないが、少なくとも「これから理想的な解決につなげるにはどうしたらよいか」なんて能天気なことを考えるのはやめておいた方がよい。そして、今回の「負け」は諦めるとして、次はもうちょっとうまくやるような方策を練っていかねばならない。

ここまでの話の流れからすると、国際社会で「勝つ」にはこちらもヤクザな国の真似をするのが一番有効だが、むろん私はそうすべしと言っているのではない。それをやり始めるとオーウェルの『１９８４』の世界になるだけである。ただ我々の「理想」は、多少とも妥協を余儀なくされる。それは核持ち込みであったり、敵基地攻撃能力保持であったり、考えたくもないことだらけなのだが、こういう気が滅入ることも含めての

「負け」なのである。

（2018.2.15）

28　医者の無駄遣いは止まらない

高齢化は加速しそれに伴う医療費の増大も不可避であり、保険医療制度は維持できるはずもないのに、みんな口にするばかりで何もしていない。

まあ「何もしていない」は言い過ぎかも知れなくて、本章の冒頭でも、厚生労働省が重い腰を上げ、新薬の「費用対効果」評価の基準として、「一人1年の延命のためにどのくらいまでのコストが適正か」（増分費用効果比、ＩＣＥＲ）を設定することにし、これを世論調査で決める、という記事を紹介した。

そのちょうど1年後の２０１８年6月13日の朝日新聞に、厚労省はこの世論調査の中止を決めた、という記事が載った。理由は「保険財政の現状や公的医療保険の仕組みを理解した上での回答になるのか」などの異論が続出したから、だそうで、言わんこっちゃない。またこれを、世の中が米朝首脳会談一色の日にこっそり公表するところがいじましい。

これとは別に、2017年10月末には、厚労省はICERについて「一人1年500万円」の目安を出している。これはイギリスの基準を参考にしたらしいが、イギリスは先進国の中で最も医療費に渋い国であり、この基準だと、我々が使っている新規抗癌剤のほとんどは、価格を数分の1以下にしないと保険医療の対象外になる。製薬会社がそんな値引きに応じるはずはないので、本当に各薬剤のICER計算が公表されたら厚労省は自縄自縛の窮地に陥る。オプジーボはICERの計算結果からは3分の1以下の値段にならなければいけないが、お伝えしたように1%の値引きでお茶を濁されている。これはまあ「試行的な計算」と言い訳するにしても、全薬剤でこういうのをやり始めたら収拾がつかなくなるだろう。

ただ、そういう事態にならない可能性もある。というのは、ICERの計算など費用対効果の評価（HTAという）方法は非常に複雑であり、これができる専門家は日本に非常に少ない。私は、日本の生物統計学の第一人者のO教授に、「HTAができる人って、どのくらいいるんですか？」と尋ねたところ、「まあ10人……いないかな」という答であった。これを自民党の人生１００年時代戦略本部に招かれた時に紹介したところ、議員さんたちは失笑し、同席していた厚労省のお役人方は渋い顔をしていた。

この戦略本部などの答申を受けて出された政府「骨太の方針」の中には、「ＨＴＡの人材を育成する」ことも盛り込まれたはずである。そうすると、これから人を育てて、その人たちにやってもらおう、というのか。泥縄も極まれりだなあ。よって、厚労省を窮地に追い込むような数字はそもそも出て来ず、ひっそりと取り下げられるかも知れない。

厚労省の偉い人にお話を伺うと、癌の免疫療法剤オプジーボが最初に出された時に法外な価格がついてしまったのは確かに誤りで、だけどその後薬価のつけ方の見直しをしたからもう大丈夫、みたいに話される。そうはいかないだろうな、と私は考える。高齢化や医療の高度化などの根本的な話は措くとしても、他にもコスト抑制ができない原因はいくつもある。

元凶の一つは、実は「こっち側の問題」であって、医者の無駄遣いである。最近も私は医療コストについて講演する機会が多いが、ある時、私の話の後で、私と同年輩の某国立大学の外科の教授がこうコメントされた。自分は大学受験の際に、造船や建築にも興味があった。それらでなく医学部を選んだのは、医者はコストのことを考えずに患者の治療ができるからである云々。

私自身も学生の時に授業を受けたある大先輩の元教授は、「自分たちも、金のことを考えるのは卑しい、と言われたんだよなあ」と呻いておられた。こういう言葉を、ある財務官僚の人に伝えたら、「まあ役人にも、コストのことを考えないでもいいからなった、というのがいますから」と苦笑されていた。

もう一つは、人々の他罰傾向である。先日、外国人が日本の国民健康保険などを使って高額の医療を受けている、という報道がされた。これは違法に、ではなく、お人好しの日本政府がそういう規定を作ってしまっているのである。こんな抜け道は塞ぐべきなのはもちろんだが、ネットでの「世論」や週刊誌などの論調は、「こういうのを是正するのが先で、保険負担増なんてとんでもない」というものが多かった。本質的に「それとこれとは別」なのだが、人々は「自分の負担増の前に、まずあいつらをなんとかしろ」と言う。メディアもそれに迎合する。

2017年の肺癌学会に、財務省主計局の人を招聘して話してもらったが、役人にしておくのは勿体ない（失礼！）見事なプレゼンであった。「メタボと言われたら、禁煙し、飲酒を控え、ダイエットをし、運動をする。全部いっぺんに始めるのでしょう？　まずはダイエットをするから運動はそのうちに、とか、禁煙するのはもうちょっと様子を見てから、とかではダメじゃないですか？　そんな余裕はないはずです」というその指摘は、正鵠を射ている。癌の治療医が、「循環器の医者の方が無駄遣いしている」などと醜い言訳をしているのとえらい違いである。

こう考えていくと、私の見通しは暗くならざるを得ない。ギリシャ神話に登場するトロイアの王女カッサンドラは、アポロン神から愛され予言能力を授かるが、その能力でアポロンに捨てられると察知して逃げ出し、「カッサンドラの予言は誰も信じない」という呪いをかけられてしまった。このためトロイアの人たちは王女の不吉な予言に耳を傾けず、アカイア（古代ギリシャ）軍によって滅ぼされた。

私は、医者の無駄遣いは破滅の日まで治らず、金によって日本の医療は破綻すると予想している。誰も信じようとしないのはカッサンドラと同じである。ただ違うのは私自身もそれを「信じず」、自分の言ったことが外れるようにと足掻いている。私の不吉な予報はアポロンに与えられた能力に基づくのではないから、不可避とは限らない。

29　何のために長生きするのだろう

２０１８年10月1日の夜、病院を出て出先に向かう途中で、携帯が鳴った。知り合いの放送局記者である。「電車の中だけど、緊急のこと？」「そうです」と言うものだから、降りてすぐに掛け直した。「どうしたの？」「本庶佑さんがノーベル賞を取ったんです」それはもちろんおめでたいニュースだが、緊急ではないだろう。「それで？」「それですね、オプジーボ使って元気になった患者を、明日放送で出したいんですが、先生の患者で、誰かいませんか？」

そんな急に言われても、明日の外来予定はすぐに分からないし、第一明日、当日になっていきなり「テレビに出てくれ」なんて頼めやしない。それになにより、本庶先生た

(2018.8.2)

ちの発見による免疫チェックポイント阻害剤（癌に対する免疫治療の薬）は、オプジーボを皮切りにすでにいくつも出ていて、高い効果が出た癌患者さんも多数いるのは周知の事実である。いまさら一人の患者を引っ張り出してその姿を放送することにどれだけの意味があるのか。だが、そんなことはこの優秀な記者は分かっていて、「これはお祭りニュースですから」とあっさり言ってのけた。

まことに全国あげてのお祭りニュースであった。テレビ朝日はうまいこと見つけたらしく、オプジーボで癌から劇的に回復したという患者さんを映し出していた。また翌日の朝日新聞にも、そういう患者さんの「感謝の声」が載っていた。ただ、なかなか「理想的」なケースを短時間でつかまえるのは難しかったようで、いずれも80代の老人であった。本当は壮年の患者で、この薬で病気を克服してバリバリ働いている、という人ならなお良かっただろうに。

本庶先生たちが開発された免疫チェックポイント阻害剤（オプジーボなど）は、すでに日本でも臨床導入されて数年が経過し、多くの癌患者さんの治療に大きな効果を挙げている。むろん私も使っていて、大変に助かっている。文句なく日本が世界に誇る業績である。ちなみに共同受賞されたアメリカのジェイムズ・アリソン博士が開発された薬は同じ免疫チェックポイント阻害剤でも免疫全般に作用するので副作用が強く、なかなか使いにくい。そのためもあって、オプジーボ系統の方が臨床導入で先行している。

よく、こういうニュースが流れると、「自分にも使ってくれ」とかいう患者が増えて困らないかと訊かれるが、少なくとも都会の患者さんはよく勉強しておられるから、ノーベル賞が出ようが出まいが「本庶先生の開発された画期的な薬」なんて先刻ご存じである。使えるにしても使えないにしても、とっくの昔に話は出ている。メディアだけが今さらのように騒ぎ立てる。

さて私は、2015年に『新潮45』で「医学の勝利が国家を滅ぼす」という挑発的なタイトルの論文を書き、その免疫チェックポイント阻害剤があまりに高額だと警鐘を鳴らし、高額医薬品問題を世の中の大騒ぎにした。私自身は別にその後宗旨替えしたわけでもない。よって現在はどうか、を書かないと無責任だろう。

聞くところによると、ノーベル賞発表の翌々朝もテレビで医療ジャーナリストが、「これから薬価はどんどん安くなります、しかも高額医療費補助で患者さんの負担は大した事ありませんから、安心して下さい」とコメントしていたそうである。こういう能天気な人は幸せで、誠に羨ましい。

まず、免疫チェックポイント阻害剤（のうち、本庶先生が開発された方のPD－1／PD－L1阻害剤）での癌治療およびその研究の現状を記しておく。最初に出たのはオプジーボであるが、その次のキイトルーダがオプジーボをしのぐ勢いで使われ、その次、そのまた次と現在日本では5剤が承認されている。対象となる癌腫も急速に増加しつつある。2017年の報告では、開発中のものまで入れると164種類のPD－1／PD－L1阻害剤が研究されており、1502件の試験が進行中だという（2018年の報告ではこれが2250件に増えた）。そしてそのうち、1105件の試験（同じく2018年では1716件）は抗癌剤など他の薬剤との併用で行われているそうだ。

免疫チェックポイント阻害剤は、有効例には効果が長期間持続し、治癒も望めるのではないかと言われていて、そこが「画期的」である。ただ多くの癌で、単独での有効率は2～3割とさほど高くない。それを補い、効果を高めるために他の薬剤との併用試験が行われ、実際に有効性が証明されたものも多く、今後は抗癌剤などとの併用療法が主流になる。日本でも併用治療が承認され、爆発的な勢いで広がっている。

そうするとどうなるか。もともと免疫チェックポイント阻害剤は効いているのかどうか判断に迷う例があり、結果として無駄な投与もされてしまうという欠点があるのだが、併用の場合は他の薬剤と一緒に使うのだからどちらが効いているのか分からない。ある程度効果がありそうな場合は、両方とも継続することになる。最近は抗癌剤も高価である。またどうしたわけか、安い抗癌剤もあるのに、多くの試験でわざわざ高いものが選《よ》って使われる。

オプジーボなどの薬価自体は確かに下がっていて、当初は体重60キログラムの肺癌患者に1年間使うと約3500万円だったのが、薬価は何度も改訂され、2019年8月からだと1000~1100万円程度になる。キイトルーダは同じく1200万円ちょっとである。しかしながら、上記の如く高額な抗癌剤などを併用するので、治療総体のコストとしてはやはり2000万円を軽く超してしまう。患者の数は万単位から十万単位である。単純に掛け算するわけにはいかなくても、総額はものすごいことになるのがおわかりいただけると思う。

そして、オプジーボやキイトルーダを単独で使う場合は、なんとなくではあるが効きそうな患者・効かなそうな患者がある程度見分けられる指標が出つつあったが、併用療法になった途端に「振り出しに戻る」である。繰り返すが、一緒に使う以上「どっちがどのくらい効いているのか」見分ける方法はないので、少しでも良さそうな場合は、両方がずっと継続される。いつまで使えばよいのか、という目安もはっきりしたものはない。端的に言えば、「みんなに使う、いつまでも使う」のである。

オプジーボだけの問題ではない。最近の癌の新薬は、超高額なのが当たり前になった。2010～14年の間にアメリカで認可された癌治療薬（免疫療法剤含む）のコストは、平均で月あたり1万ドルを超えているそうだ。実際に、医学の進歩に伴って、創薬のコストも上昇し、今や日本でも一つの新薬を世に出すのに平均で3000億円かかるらしい。製薬企業は最低限でもそれを回収しなければ商売にならない。それを止めると薬剤が世の中に出なくなる。

誰がそのコストを負担するのか。くだんの医療ジャーナリストが指摘する通り、国民皆保険であるから、さしあたっては健康保険組合が「高額療養費制度」に従って一定以上の費用はみんな負担してくれる。ちなみに、ヨーロッパの臨床腫瘍学会のホームページには、「日本ではほぼすべての抗癌剤が保険で使えるが、すべて3割負担である」と書かれている。彼らにこの「一定以上は個人の負担は免除される」という「高額療養費制度」を説明しても、信じてくれない。「そんなうまい話はない」と笑われて終わりである。以前、講演でこの話をしたら、日本で開業している韓国の先生が寄ってきて、

「自分も、韓国に帰って日本の高額療養費制度のことを説明しても、誰も信じてくれない」とおっしゃった。我々はそのくらい有難い制度に守られているのである。

しかしながら、健保組合は高額医療の支払いに苦しみ、結果、保険料はどんどん値上げされる。消費税を2%上げるのは大騒ぎだが、保険料を上げるのは法律を改正しなくてもいいからすぐできる。しかしこれでも赤字転落する組合が出てくる。解散するものも続出している。

2018年9月22日、「派遣社員やその家族約51万人が加入し、国内2位の規模となる健保組合『人材派遣健康保険組合』が(中略)来年4月1日付で解散することを決めた」と報道された(朝日新聞)。「企業と従業員が折半する保険料率が9・7%まで上昇」、今後さらなる負担増が見込まれるのでこれを避けるためだ。その加入者の大半は主に中小企業が入る「協会けんぽ」に移る見通しだそうだ。「協会けんぽの平均保険料率は10%で、それを超える保険料率の組合は解散し移行した方が負担軽減となる」。ところが協会けんぽも経営が苦しく、税金など国庫から補助を受けている。だから解散する健康保険組合が増えれば増えるほど、国庫から支援しなければならない金額は増え、国の財政はどんどん悪化する。結局は、すべて借金で補塡し、次の世代にツケを回しているのである。

実は私も「国の借金」はすべてひとまとめの「財政赤字」なのかと思っていたが、日本経済新聞社編の『社会保障・砂上の安心網』によると、国や公的保険が社会保障に関わるお金を、いくら国民に還元する義務を負っているのかを表した「社会保障純債務」は、国債残高などの「国の借金」とは別だそうだ。これが2015年度は1627兆円、2030年度には2000兆円近くに膨らむという。同書には、近未来に首相が「社会保障制度を解散します、あとは自分で賄ってください」と宣言するシミュレーションが描かれている。

高額医療は公的保険の対象から外し、民間保険でカバーしてもらったらどうか。そういう意見は多いが、実際に民間保険が主体であるアメリカでは、保険料が急騰し家計を圧迫している。「いい保険」に入ろうと思うと、保険料と医療費の自己負担分が2015年には一般的な勤め人の収入の50％にのぼり、2028年にはこの割合が100％に達するそうだ。つまりアメリカの普通のサラリーマンは、いざ自分や家族が病気になった時に「良い医療」が受けられる「いい保険」に入りたければ、飲まず食わずで全収入を医療につぎ込まねばならなくなるのである。間違いなくこれが、アメリカで中産階級が崩壊した一因だろう。

社会保障費は、これからも増加の一途をたどる。超高齢化が進むにつれて介護費用は嵩むが、医療費も上昇する。原因は二つあって、医学の進歩（医療の高度化）と、人口の高齢化である。二つに共通するのは、誰の責任でもない（誰が悪いわけでもない）ということと、誰にも止められない、ということである。オプジーボの値段がこれから更に下がってくるにしても、次にまた「もっと良い薬」が、もっと高い値段で出てくる。その時に、医者は必ず、「この新しい、良い薬でやりましょう」と言う。どうせ高額療養費制度の対象で、患者の負担は同じなのだ。

むろん、医療のムダは、癌治療だけではない。高額薬だからといって費用対効果が悪いわけでもない。血圧の薬や糖尿病の薬の方がよほど費用対効果が悪く、惰性で処方され、内服管理もいい加減で、ムダになっているものが多いのではないか。たぶんそうだろう。しかし、だからといって「あいつらが無駄遣いしているのだから俺たちも少しばかり金を使ってもいいだろう」という理屈にはならない。そんな卑しい根性では、ツケを回す次の世代に顔向けできなかろう。

現在、あまりに高額な癌治療のコストを少しでも削減して「持続可能性」を高めるために、アメリカなどで抗癌剤の投与量を減量したり投与期間を短縮したりする研究が行われ始めている。目的は、治療効果は落とさずに、副作用を少なくしコストを減らすのであり、“value trial”と呼ばれている。問題は、研究資金として製薬企業からの支援が期待できないこと、ならびにコストをかけてでも治療効果の上乗せを目指す「イケイケドンドン」の研究ばかりやってきた医者たちの協力が得にくいことである。

我々も、経口の抗癌剤を減量したり、免疫チェックポイント阻害剤の投与期間を短くしたりする研究を行い、また企画しているが、前途は同様に多難である。なんだかんだいっても国民皆保険制度はまだ健在で、医者も患者も、「コストを気にせず、どんな薬でも使える」のだ。そういう環境に慣れきった医者にとって、わざわざシケた研究に付き合うモチベーションは湧かない。

そんなことより、私は、みんなこの「お祭りニュース」にかまけて、遥かに重大なことを忘れているのではないか、と思う。本庶先生が端緒をつけられたこの免疫療法で仮に癌がすべて克服できたとしても、それでも人間はいずれみんな死んでいくのである。

かつて、「天寿がん」という言葉があった。癌は高齢者の病気であり、一定の年齢になるとできてしまうのは仕方がない。治療しても、また次のができる。だがしかし、癌で死ぬ場合には、発病から死ぬまでに（心臓発作と違って）一定の時間があり、（脳梗塞と違って）ぎりぎりまで動けるから、人生の整理ができ、親しい人と別れをすることもできる。90歳まで生きて、癌で死のう。それが理想の死に方で、つまり理想の人生である。

だがしかし、80でも90でも癌が克服される、死なずに済むとなると、その後はどうなるのか。「理想の死に方」は失われてしまう。それはすなわち、「理想の人生」の姿が見えなくなってしまうことである。すべての癌が治るような時代はそんなにすぐには来なくても、「治る可能性が十分ある」となると、そちらにばかり目が向くのは人情である。だがその後はどうなるのか。癌が治っても、身体が若返るわけではない。衰えは進む。介護や医療にかかるコストはさらに上がってゆく。

癌を治して長生きをする。それは良いことなのだろうが、手放しで素晴らしいと言えるのだろうか。我々はそのプロセスの「癌を治す」にのみ目を奪われて、何のために長生きをするのか、長生きした結果はどうなのか、をあまり考えてはいないのではないか。作家で医師の久坂部羊先生は、高齢者の在宅医療をやってこられたが、長生きされた超高齢者を診て、「羨ましいと思ったことは一度もない」と断言されている。

本庶先生たちの努力で癌の克服に曙光が見えてきた今こそ、我々はその先にある死を真剣に考えるべきではないのか。医者のくせに「メメント・モリ（死を思え）」とは、なんと嫌なことを言う奴だと思われるだろうか。天下広しといえど、このおめでたい「お祭りニュース」のまっただ中にこんな話を載せてくれるのは週刊新潮くらいであろう。だが、貧乏人も年寄りも、誰もの命が「地球より重い」のだからコストを度外視して永らえさせる、という現在の大方針は、とりもなおさず、借金に借金を重ねて次の世代を犠牲にし、我々の子供たちを棄てていることと同じではないのか。そこまでして「人生100年時代」を「謳歌」しようとは、私は思わない。

（2018.10.18）

30　他人の金なら気前良く

2012年にアメリカ食品医薬品局は、ザルトラップという新しい血管新生阻害剤を大腸癌に対して承認した。この薬は抗癌剤との併用で治療成績を改善するのだが、効果は一月半の延命である。それでも進歩には違いない。

だが当時既に、アバスチンという血管新生阻害剤があり、大腸癌に対して抗癌剤と併用で使われていた。効果は、同じく一月半の延命である。ザルトラップとアバスチンは副作用もほぼ同じである。アメリカでは新薬の薬価は製薬企業が決めるが、ザルトラップ製造元の会社がつけた薬価は、アバスチンの倍だった。

ニューヨークのメモリアル＝スローンケタリング癌センター（ＭＳＫ）のピーター・バッハ博士たちは、「効果同じ副作用同じで値段が倍の新薬など無意味」と、ＭＳＫではザルトラップを使用しないと決定した。これには院内から非常な抵抗があったそうだ。なぜか。医者には「新しいものは良いものだ」という思い込みがあるからである。驚いた製薬企業側は院内納入価格を半分にするという申し入れをしたが、小売価格がそのままでは意味がないと一蹴され、その後薬価自体をアバスチンと同程度以下にまで下げている。アメリカでは希有の例で、一連のことはニューヨークタイムズで報じられた。

日本では、胃癌で先に承認されていた血管新生阻害剤サイラムザが、２０１６年に大腸癌に対して追加承認された。その効果は、やはり一月半の延命である。副作用もアバスチンと同じ。そしてサイラムザの薬価は、アバスチンの2・8倍である。MSKと同様に、日赤医療センター化学療法委員会は、大腸癌に対するサイラムザの使用申請は却下すると決定した。これに対して、ネットでは日赤はセコいだのなんだのという悪口が出た。しかし効果同じ副作用同じで値段だけ3倍の薬を使う意味がどこにあるのか。「新しいものは良いものだ」という思い込みは、医者だけでなく患者ももっているようだ。

車でもパソコンでも、スペック同じで使い勝手も同じ、デザインまでも同じ、値段だけ3倍の「新製品」があるとして、誰がそんなものを買うか。買うとしたら、自分の金ではない場合だけである。他人の金ならいくらかかってもいい。アバスチンも高い薬で、どのみち自己負担は一定限度に抑えられる日本の高額療養費制度の対象になるから、より高額なサイラムザを使っても患者負担は同じなのだ。サイラムザが大腸癌に承認された日、日本臨床腫瘍学会は学会員に対して「適正使用」を呼びかける通達を出したが、「値段だけ3倍」の薬を、どう「適正」に使えというのか。医療費の無駄遣いはなくならない。「どうせ他人の金」なら、みんなが気前良く使う。

ノーベル賞の薬、癌の免疫療法剤オプジーボは、肺癌に承認された時の薬価が1年使うと約3500万円（体重60キログラム）であった。開発者の本庶先生ご自身が「なんで（そんなに）高くしたの？」と医薬品医療機器総合機構の役人に尋ねたところ、「日本発の薬だから応援したい」と答えたそうだ。明らかにこの役人は、国民が出す医療費を自分の（自由になる）金と考えている。そうでなければ「応援したい」という個人の気持ちを表す目的のために使えるはずがない。薬価を知ってみんなびっくりしたのだから、国民全体はこの役人の「気持ち」をシェアしていない。知人の財務官僚はこの言動について、「役人として、恥ずべきです。ただ、残念ながら役人の中には確かに、こういう考えをもっている人間がいます」と嘆いていた。

こんな例はいくらでも出てくる。1965年の日韓請求権協定で解決された事項を引っ繰り返した韓国大法院のいわゆる「徴用工判決」に対して、日本政府は国際司法裁判所への提訴も検討しているそうだが、一方で、国際法とは関係なく「その昔悪いことをしたのだから日本政府や企業も基金を作って賠償に応じるべきだ」と主張する日本の「識者」もいるらしい。そう思うのなら、自分が身銭を切って基金でもなんでもこしらえればいい。

日本で就労や就学している外国人が、自国から家族を病気治療目的に呼び寄せ、扶養家族ということにして日本の保険を使って高額医療を受けさせるという、いわゆる保険タダ乗り問題が浮上した。ＮＨＫの優秀な記者が苦労してそういう患者を取材し「クローズアップ現代＋」で取り上げ、「日本の保険を使って医療を受けさせる」斡旋業者の存在まで暴き出した。さすがに国会でも問題になって保険の対象見直しが進んだ。

これに対しても、「厚生労働省の調査ではそんな事例はほとんどない」とかで、「外国人差別の人権問題」とする論調が朝日や毎日に出ていた。ＮＨＫによると、外国人が国民健康保険に加入して半年以内に80万円以上の高額治療を受けたケースが年間約１６００件あったそうだ。厚労省の調査では、このうち出国により国保の資格を喪失した者のみをチェックしていて、治療継続中や勝手に出国して把握できていないケースが漏れている可能性がある。そんなものが根拠になるのか。私は、ＮＨＫが出した「実例」の方がはるかに説得力を持つと思うが、「どんどん日本の保険を使ってもらおう」という「人権派」も随分と気前がいい。これも「他人の金」だからだろう。

予算がないのなら公共事業や防衛予算を削れという意見も多い。削る方も「他人の金」なら大鉈を振るえるらしい。だが手元の資料では、１９９０年度の歳出と２０１７年度の歳出を比べると、全体で66・２兆から97・５兆へ増加、うち公共事業・防衛・文部科学技術などはまとめて25・1兆から25・9兆、社会保障は11・6兆から32・5兆、国債費が14・3兆から23・5兆へそれぞれ増加している。さて削るのはどこだろうか。うろ覚えで恐縮だが、曽野綾子さんは、防災公共事業への投資に反対する人は、災害が起こったときの補償を同じように受け取るべきではないとおっしゃっていた。

そうは言っても「他人の金」を気前良く使うのは気分がいいものである。私も、もらったタクシーチケットで家に帰る途中、運ちゃんが道を間違えて大回りになり恐縮しても、「いいよいいよ、メーターを止める必要なんてない」と、とても鷹揚に許してやっているからなあ。

（2018.12.20）

31　気前のいい人は怪しい

先日、ネットに日本福祉大学名誉教授の二木立《りゅう》先生のインタビュー記事が載っていた。直接的には雑誌『文學界』に掲載された対談で落合陽一さんと古市憲寿さんが「高齢者に『最後の一ヶ月間の延命治療はやめませんか』と提案すればいい」「安楽死や延命治療の議論は避けて通れない」「終末期医療の延命治療を保険適用外にすれば良い」といった議論をしたこと、及びそれに対して朝日新聞に出た批判的な評論へのコメントだが、こういう話になると私も無縁ではなくなる。私は医者のくせに常日頃、医療費が高すぎて国家を危うくするとか書いている。

二木先生は、終末期医療や老人医療費が日本財政を圧迫するという「俗説」には根拠がなく、「2002年度の終末期における医療費（死亡前1ヶ月間にかかった医療費）は約9000億円で、同年度の医科医療費のわずか3・3%」と反論されている。ついでに光栄にも私の「高額薬は国家を破綻させる」「75歳以上は延命治療でなく緩和医療を」という主張にも言及され、前者には「歴史的に、結核の薬が出たときも、透析が出たときも、高額治療はその都度コントロールされるようになった。『今度は違う』という主張は不勉強で傲慢な人間の台詞だ。オプジーボの薬価も下がったではないか」、また後者には「そんなことは許されない」とご叱正を下さっている。

だがしかし2002年は75歳以上の人口が初めて1000万人を超えた年だそうで、

今はそれが1800万人近い。もうすぐ団塊の世代が75歳を超え、さらに急速に増える。それでも「今度は違う」とは言えないのだろうか。未曾有の超高齢社会で、「今まで大丈夫だったからこれからも大丈夫」で良いのだろうか。

間違いない事実として、2016年度の国民医療費は42兆円、うち75歳以上の高齢者分は15兆円である。それが2017年度は国民医療費43兆円、うち75歳以上の高齢者分は16兆円である。この1年間で国民医療費は9300億円増、75歳以上の高齢者分は7300億円増で、増加分の8割は高齢者分の増加であり、そうすると高齢者の医療費はこれからも増えるだろうと予測してまず間違いがない。厚生労働省は、医療費は2040年までは上昇を続けるが、あとは大丈夫だという。その推計に使ったかなり楽観的な前提は措くとして、その時には勤労世代は今より激減しているはずであるが、誰がそのコストを支えるのか。

また、オプジーボの薬価は自然に下がったのではない。少なくともあれについては二木先生よりも私の方が貢献したと思うが、いろんな方面からの「高すぎる」という大合唱に押されて厚労省が渋々、それまでの規定を破って下げにかかった。

薬価は、市場の原理に任せておけば「自然に」下がっていく、というものではない。

「市場」の本家アメリカでは、オプジーボのような良い薬は、値段がどんどん上がる。日本では薬価見直しと値下げのシステムを作ったと、今になって厚労省が胸を張っているが、結果、日米の薬価の差が大きくなり、トランプ政権はアメリカの薬価を引き下げさせ、その代わり日本やヨーロッパで薬価を上げさせようとしている、なんて話もある。

そうでなくても今や、オプジーボ以外の新薬も続々登場し、かつ、併用で使われるのが主流となって、「癌治療薬剤費」としては相変わらず非常な高額である。実際に、その負担に耐えかねて、健保組合は次々と解散している。保険料をいくら上げても追いつかないのだ。

もう一つ。ある外資系製薬企業の役員が、「日本の医療費のうち薬剤費は2割、他は8割である。2割を目の敵にして薬価を下げるのは不公平だ」と言っていた。その「残り8割」も急増している。むろん高齢化が主因である。

そして、「そんなことは許されない」とお叱りを受ける「高齢者には緩和医療のみを」という私の「解決策」だが、医療費がコントロールされ、そんなことをしなくても済む方が良いに決まっていると、私だって思う。だから私は、自分が間違っているように真摯に祈っている。だけどそうなのか？

私が悲観的な最大の理由は我々自身の側にあって、医者の無駄遣いがなくならないからである。医学部の教授たちは「医者はコストを考えずに、患者の治療ができる。また常に、患者のためを考え、そうすべきである。我々は学生にそう教えてきた」と言う。そういう教育から、倹約の精神など出てくるはずがないが、医療費の問題がクリアできるのであればこの「医の倫理」は貫徹できる。だけどそれでいいのか?

私は最近、誰かと話をしたり取材を受けるたびにまず、「日本の財政が危ういなんてガセで、財務省の陰謀で、それにバカなマスコミが飛びついただけだ、破綻などない、という説があるが、本当か?」と尋ねることにしている。今のところすべての新聞、テレビ局、雑誌、シンクタンクの人たち、および議員さんからは「そんなことはない。このままでは保険医療制度も、国家財政も、危ない」との答が返ってくる。

この大前提がある限り、将来世代のために、現世代の誰かが不利益を被るような改革は必要なはずである。それには年齢で区切るのが一番公平だと私は考え、これも取材記者みんなに「他にあるのか」と尋ねているが、ほとんど全員「自分も、年齢規定がよいと思います」と答える（誰一人そう書いてはくれないが）。しかし、この大前提がなかったら、二木先生のご指摘を待つまでもなく、私の主張は少なくとも一般社会では暴論のカテゴリーに入るだろう。出発点が違うから、議論はかみ合わない。どちらが正しいのか。危機論がはっきり「正しい」と分かるのは実際に国が潰れた時で、皆の不幸である。その前に見分ける方法はないのか。

私の質問に対して、ある経済学者の先生が、「簡単に見分ける方法があります」と教えて下さった。「大丈夫だ、破綻などしない、と主張される方々は、こういう努力をしよう、しないといけない、ということを一切おっしゃらないですよね。それってやはりおかしいでしょう」

私はこれで納得してしまった。無駄遣いを続けていても、何の努力もしなくても、神の見えざる手が調整してくれる。今までも大丈夫だったからこれからも大丈夫。そんなのあまりに話がうますぎて嘘っぽい。厚労省がいかに楽観的な「客観的」数字を出そうと、私の「ダイモンの声」は、「うまい話は眉唾」という単純な世の中の法則が正しいと囁く。

福島原発事故でも、「メルトダウンなんかありえない」と太鼓判を押してくれた専門家は多かったしなあ。

（2019.4.11）

Ⅳ　医者の事情

32　新人医師の採用基準は

夏休みは、新卒医者のリクルート期間である。多くの病院で、来年卒業予定および医師国家試験受験予定（そして合格「予定」）の、医学部6年生を相手に、研修医採用試験が行われる。今は「インターン」という仮免許制度はなく、卒後いきなり国家試験を受験、合格すると医者の本免許がもらえる。しかしそれではむろん実地経験はないから、2年間の臨床研修が義務づけられる。

私が医者になった頃は、まずは卒業した大学で研修し、その後そこの「医局」に入るのが圧倒的多数であったが、現在の新臨床研修制度では、誰でもどこでも好きな病院で研修できる。誰がどこでやるか、を決めるのは、全国にまたがるマッチング（お見合い）である。病院が学生を選び、学生が病院を選び、めでたく相思相愛になったところから順次カップル誕生、ということになる。これを年間８０００人の医学部卒業生にやるのだからご苦労様である。さぞかしこのシステムには利権や天下りポストが絡んでいるだろう。

そんな話は措くとして、私が現在勤務している病院でも、また前任のところでも、採用試験が行われた。大抵は午前中にペーパーテスト（医学問題、英語問題）が行われ、それをクリアしたら午後に面接が行われる。私の病院では内科系研修医の定員は5人で、そこへ二十数名の応募があるのだが、上記の如く「マッチング」なので、彼らは別にうちの病院一本槍で志望している訳ではない。どうかすると上位合格者はよその病院に流れてしまうので、その分の補欠の補欠のそのまた補欠、くらいまで、定員の倍以上の「合格者」を決めておかねばならない。

面接のやり方は、他の業界とそんなに変わらないと思う。受験者のほとんどはその前に、病院へ見学に来ているのだが、それを踏まえた上で、まず「どうしてうちの病院を志望したのか?」という定番の質問をする。受験者も当然予想しているので、すぐに答が返って来るのだが、これが実につまらない。判で押したように、病院のレベルが高く、また見学の時に案内してくれた研修医が素晴らしかったと言う。実は見学の時に、その研修医の先輩から、「そう答えておけ。奇を衒《てら》っていいことはない」と知恵をつけられているのだ。

実際のところ、その対策は正しい。私などは、「こんなバカな研修医に診られている患者さんが気の毒で、私が行って救ってやろうと思った」などと答える受験生がいたら満点をつけたいくらいなのだが、他の面接官はドン引きしてしまって、結局そいつは落ちるだろう。

さて、もう少し深く突っ込んで聞きたいところだが、実はそうもいかない事情がある。医者に限ったことではないが、厚生労働省のHPに「公正な採用選考の基本」というのがあって、「受験者に聞いてはいけないこと」が列記してある。たとえば本籍・出生地に関すること。戸籍謄本や住民票の提出をさせてもいけないのだそうだ。ああレンホーさんが言っていたのはこういうことか。その他、家族に関することも不可で、お父さんがどういう仕事でどこにお勤めで……も聞いてはいけない。

もっと気をつけなければいけないのは「思想信条にかかわること」で、宗教や支持政党はもちろん、「尊敬する人物」や「購読新聞・雑誌・愛読書」もダメだそうだ。私は週刊新潮を読んでいたり、『君主論』が大好き、というような「危険思想」の持ち主だが、そこは詮索されないらしい。しかしオウムにかぶれた医者などはさすがに勘弁して欲しいのだが、その辺はいろんなところから遠回しに攻めて、相手に「語らせる」ように仕向けなければいけないということか。ドイツではネオナチをどのように「思想調査」して排除しているのだろう。

いずれにせよありきたりの質問では「差がつかない」ので、少しでもひねったことを聞かねばならない。たとえば、「最近、医療に関するニュースで、何か目についたものはありますか?　また、それについて、どう思いましたか?」というようなものである。この程度でも、馬脚を露す学生はいる。数年前、前任の病院での採用試験の時、これに対して、「特に……」と言ったきりの奴がいた。いや、医療に限らず、医学もしくは、科学全般のことでもいい、と助け舟を出しても、「別に……」である。お前は沢尻エリカか。

まあ、面接試験の目的の一つは、「明らかにヘンな人間を除く」というものであるから、これはこれでミッション達成である。この沢尻エリカ君もそうだったが、心なしか東大生にそういうのが目立つ。色眼鏡で見ているからかも知れないが、東大の学生さんには、惚れ惚れするくらい優秀な若者と、「お前、大丈夫か？」という奴の、両方が混在しているようだ。東大出身の、ある大病院の院長も、「東大卒は怖いね。ものすごく良い奴もいるのだけど、時々とんでもないのが混じっていて、安心して採れないよ」と言っていた。なんでも、関西では京大生が全く同様の評価をされているらしい。ちなみに、どうしてかは分からないが、「優秀な東大生」も、ペーパーテストで抜群という訳ではないのがまた面白いところである。

ところで、私を含め面接官の多くも東大出身だったが、いわゆる「学閥」があるかというと、東大に関しては「後輩優先」は全くない。母校に対する愛着が最も少ないと定評がある。だいたい、学校の成績がいいだけの人間に碌な奴がいないのは古今東西万国共通の真理であり、学歴で選ぶのは間違いの元である。なのに自民党は議員候補者を公募制にして東大卒やハーバード大卒なんかを採用したから、「魔の2回生」みたいな連中が出て来るのだ、とこれは屋山太郎さんが嘆いていた。

一方、宮城谷昌光さんによると、前漢の王朝が学力試験で優秀な人間を高級官僚に登用したが、そいつらは王朝が傾くと平気で裏切って新しい権力者に媚を売り保身に努めた、というのを見て、後漢光武帝は秀才でなく親孝行な人間を採用した、ということである。

ただしその後漢ではそのうち宦官がのさばって、やはり王朝は滅びる。なかなかに「人柄」を判定するのは難しい。かくして我々も、ペーパーテストに頼りつつ、面接で「アブナい奴」を血眼で見分けようとするのである。

（2017.10.5）

33 引継症候群

世の中は「働き方改革」の高波が押し寄せていて、医者といえども例外ではない。私は昔から休日に病棟を「なんとなく」回診することを習慣としている。とりたてて病状が心配、というわけではなくても、やはり「休みの日にも来てくれた」ことを患者さんは感謝してくれる。また病棟ナースにも、「細かいこと」や「何かあった時のこと」を相談できると、好評だった。ところが最近はこの「コミュニケーション術」が、「無駄な時間外労働の元凶」と槍玉に挙げられる御時世である。

病院には来ていても、時間外勤務をつけなければいいではないか。しかし、実際に出勤し、仕事をしていて、かつ時間外勤務をつけない、というのは労働基準監督署に「バレたら大変」で、管理側からすると最悪なのだそうだ。以前勤務した病院では、「休日に出勤しても、タイムカードを押さないでくれ」と頼まれていたが、こういう「アリバイ作り」も、電通の過労死事件以来厳しくチェックされているらしい。

よって「解決策」としては、「とにかく休日は出てくるな。当直に任せて、休め」ということになる。私と同じスタイルで診療していた若い医者は、やむを得ず休日出勤を止めたところ、患者さんから「先生、土日はお休みですか……いいですねえ」と嫌味を言われた、とぼやいていた。

実のところ「休日に人が少ないこと」のリスクは、気分的なものだけではない。マンパワー不足で診療が不十分になりはしないか、という懸念は必ずしも杞憂とは言えないのである。実際に、週末に起こった心筋梗塞や脳卒中は死亡率が高い、と報告されている。余談だが、休日に大都市でマラソン大会が行われると、交通規制がかかる。あれによって救急車は大回りせざるを得ず、搬送に時間がかかって、心臓発作の患者の救命率が下がるそうだ。みなさん「運が悪かった」と諦められるのだろうか。

それはともかく、私は図々しいのでお上からの通達は適当に聞き流して、病院に出ける。出てくると、やはり「来て良かった」と思うことも多い。「落ち着いている」と思っていても、なにせ相手は癌で入院している患者である。いつどうなるか分からない。当直はいるのではあるが、専門領域も違い、そもそも初めて診る患者に、適切な判断が下せるとは限らない。

先日も、こういうことがあった。癌の骨転移に対して放射線治療をしている高齢女性が発熱し、意識がおかしくなった。当直はレントゲンを撮り、肺炎を疑い、採血をして、抗生剤を投与して……というような処置をやってくれた。一通りの対応がされていたので私には電話連絡などは来なかった。

その「急変」を知らないまま病棟に出てきたら、ナースがバタバタしているのでこっちが驚いた。実際には、患者は放射線治療が効いて痛みがよくなってきたので鎮痛剤の麻薬が相対的に過剰となり、眠気が出ていたところへ熱が出て一気に「意識が混濁」したのである。麻薬の効果を一時的に遮断する薬を使い、以後の投与量を減らすだけで状態は回復した。熱は、その前日に使った薬の副作用で、何もしないますぐに下がった。

私は「熱が出る可能性あり」「麻薬はそろそろ減量の必要がありそう」とその前のカルテに記載していたのだが、「初めて診る患者」に対して、膨大な情報が詰め込まれている電子カルテから「さしあたって関係があること」を引き出すのは、容易な仕事ではない。この場合、当直医は「無駄なこと」をやったのだからまだいいが、時として「有害なこと」をやってしまう可能性もある。

日本でも欧米でも、レジデントなどと呼ばれる若い医者は、長時間労働で酷使されることが多かった。そこから過労死などという悲劇も起こっており、最近我が国でも見直しが進んでいる。それ自体は良いこと、というよりむしろ当然のことであろうが、「短い勤務時間」には、診療上のマイナスもあり得る。一人の患者の担当が頻繁に変わると、情報伝達がうまくいかないことが起こりやすい。担当の交代の際に連絡不十分で診療に不具合が起こることを、俗称「引継症候群」という。

トロントの病院でこういう研究がある。集中治療室に勤務するレジデントのシフト時間を、12時間・16時間・24時間の三つに分けて調査したところ、医療事故の総件数はシフト時間に関係しなかったが、8件起こった「防げたはずの事故」のうち7件は、短い12時間シフトの時に起こったそうだ。これはつまり、「引継」がうまくいかなかったことを示唆する。ちなみに勤務するレジデントの疲労度には差がなかったそうだ。

12時間や24時間の話ではなく、もっと長期にわたる患者ケアでも「引継症候群」は起こる。たとえば私ががんセンターに赴任した翌年、私の上司が転任してしまい、多くの患者を「引き継いだ」が、その先生が患者を「どうするつもりだったか」を把握するのは非常に難しかった。また当然、私とその先生とでは微妙に考え方が違うことも多い。正直、患者さん側も戸惑ったことはあったと思う。私自身は5年に一度異動するかどうかくらいだが、周期の早い大学病院などでは「先生がコロコロ交代し、方針もすぐ変わるので困る」という患者の声も多いようである。おまけにそこには情報伝達の齟齬に伴う危険も潜在している。

たぶんこういう「引継症候群」は、医療だけの問題ではなく、一般企業や政治、外交などでも問題になるのだろう。

（2017.12.28）

附記。ところで2019年のいわゆるゴールデンウィークは、上皇陛下の退位と天皇陛下の即位があり、「祝日と祝日に挟まれた日は休日」というとんでもない悪法・祝日法の規定もあって10連休となったが、果たしてみなさんこの間を無事に乗り切られたであろうか。

34　医者の必修科目は何か

学生のとき、神経内科の講義で、助教授の先生がこういう話をされた。神経内科は内科の一分野で、これを専門にしようという諸君は多くないだろう。だがしかし、「医者」が必ず呼ばれる状況が二つあって、一つはそこにいる人の意識がない時、もう一つはお産の時である。だから「意識がない患者のマネージメント」は、医者にとって必須の知識なのである。

つまりは、これから自分が講義することは医者の（もしくは医学生の）必修科目だ、という趣旨である。いまだに覚えているのだが、「意識がない時」はともかくとして、もう一つの状況には私はずっと、もちろん今でも、そして間違いなくこれからも、対応できない。たぶん私だけが落第生なのではなく、産婦人科医以外でお産に対応できる医者はごく少数だろう。国家試験では確かに「必修」でも、「医者たるものはできないといけない」と言われてもなあ。

医療に限らず、世の中の専門分化が進むと、「医者なのだからこのくらいは当然できるだろう」という世間の常識と実態の間には、大きなギャップが生じる。私が若い頃勤務した横浜の病院では、内科の医者と外科の医者が一人ずつ、病棟当直として入院患者の急変などに対応する決まりだった。眼科医も他の外科医と同じシフトに入れられ、当直日は外科の入院患者全員をカバーした。

ある時、内科当直の私と当直婦長と一緒に病棟巡回をしていたその眼科の先生は、「自分は眼科以外のことは全く分からない。何かあって呼んでもらっても困る」と、行く先々で固い表情のままおっしゃっていた。まあ、そうだろうな。一月に一度の当直のために、救急をはじめとする専門外の勉強をするわけにはなかなかいくまい。「必修科目」だったとしても、である。また、そのため「本業」が疎かになったら、病院全体としても損失である。

ほとんどの医者は、飛行機の中での「お客様の中にお医者様はおられませんか」というコールを嫌う。何があるか分からない。確率的に、自分の専門分野である可能性は少ない。第一、飛んでいる航空機の中でできることなんてほとんどない。応じたはいいが全くお手上げで、「私の手に負えません。ごめんなさい」とスゴスゴと戻るわけにもいかない。

こう零したら、知り合いの編集者が「私の知人に医学部を目指している娘がいて、母娘ともども、あの飛行機の呼び出しに応じて出て行くのがカッコ良いわよねえ、なんて話しているが、今度実態を伝えてやる」と言っていた。まことに素人は能天気で羨ましい。

一方、これも横浜の病院で、全身に転移した骨腫瘍の患者さんを整形外科から引き継いで治療していた。いよいよ亡くなるかという時に、ナースがみな異様に緊張している。訊くと、その整形外科病棟で人が亡くなるのは2年振りだという。そこでは若者のスキー骨折など、命に別状ない患者が圧倒的に多く、「死ぬ人なんて診たことない」らしい。

今や超高齢社会で、多死社会になっている。整形外科病棟も高齢者の骨折が多数を占め、亡くなる人も多い。医療者たるもの「死ぬ人は診たことない、診たくもない」なんて贅沢は許されない。だとすると、「死」に関するもろもろは、現代医療に携わる者の「必修科目」なのか。

そうあるべきかどうか、は別にして、実情は全然そうなっていない。むしろ、専門分化の波に押されて、「人間が生まれるところ」が産科という専門分野として「独立」したのと同じように、「人間が死ぬところ」も「緩和ケア」や「ターミナルケア」として「特別な領域」となりつつある。内科医も外科医も、自分のところでの「治療」が終わったら、あとはそういう「専門家」に選手交代である。むしろ、「お任せ」することが正しい、みたいな雰囲気である。この理由や是非についてはまた別項に書くことにする。

私自身は癌の「治療」が専門であって、終末期医療は好きではない（嫌いでもないが）し、得意分野でもない。だが私は、「専門家」である緩和ケア科の先生たちからアドバイスを受けながら、自分で患者が「死ぬところ」を診ている。それは、たとえば心臓外科医は手術が専門だとは言っても、それぱっかりではいけなくて、術後の全身管理も当然必要だ、というのと同じ理由である。いわば「周辺領域」として、専門分野での診療の質を保つための「必修科目」と考えている。

同じ癌を専門にする医者の中でも、この「周辺領域」までカバーすべきかどうか、については見解が分かれる。患者が夜中に亡くなる時、私は病院に出向いて家族に挨拶をし、もう一度説明をし、お見送りをする。それに対し、そんなことは意味がない、当直に事務手続きをしてもらえば十分だ、という同僚も多い。どちらが正しいかなんて議論をしても仕方がないので、私は個人的に自分のやり方を続けていた。「あいつは好きで、夜中に看取りに出て行くのだ」ならいいだろう。必修科目でなくても、自分から「選択科目」を取った、みたいな感じである。

ところが、最近になって、これも「やらないように」という風潮が出て来た。「働き方改革」とかいうものによって、医者も働き過ぎをやめろ、ついては時間外勤務をなるべくするな、というのである。その延長線上として、夜間休日に「出勤」して死亡患者の看取りや家族ケアなどをするなんて「余計なこと」はしないように、という話が出て来た。

ここに至って、私が「必修科目」であると、少なくとも癌のような病気を扱う医者にとっては不可欠の「周辺領域」であると考えていた「死ぬ時のケア」が、医者の働き方「改革」の中では「意味のない無駄」と看做されるらしい、ということに気がついた。確かに殆どの場合、私は患者が死亡してから病院に赴くので、「患者の治療」としては無意味である。家族を慰め、遺体に向って頭を下げるのは医者の仕事ではない、ということなのだろう。

医者のなすべきこと、「必修」とすべき事項、は世の動きに連れて変わるらしい。お察しの通り私はそれに納得していないが、それもまた別に書く。

ところで今になって思うのだが、あの神経内科助教授の先生は赤ちゃんを取り上げることができたのだろうか？

(2018.6.21)

35　信頼と理屈

人を納得させるのには、論理で詰めるのが一般的である。喧嘩をするな、やればお前の身に損がゆく。しかし実際には、それで説得に成功する例は少ない。落語「天災」の主人公はその典型で、そんな理屈は分かっている。喧嘩をしたら着物は切れるし、仲直りにどこかで一杯なんて余計な入費もかかる。だがしかし、「損得ずくで、算盤弾きながら喧嘩する奴がどこにいるってんだよ」。私はこの啖呵が大好きである。

世の中の多くは、論理でなく感情や衝動で動く。漱石『坊っちゃん』の主人公も、「人間は好き嫌いで働くものだ。論法で働くものじゃない」と言う。そうすると、「動かそう」とする側は、そちらの対策を講じなければならない。

患者は癌の末期である。治療法はやり尽くした。これ以上の治療は身体を痛めるだけで、対症療法のみがベストである。そういう患者は多い。というより、遅かれ早かれ大体そうなる。その時に、「分かりました」と言ってくれる人は少ない。まだやれることがあるはずだ。あの、先日ノーベル賞をとった先生が開発した薬はどうなんだ。それはついこの間使って、全然効かなかったという話をしたばかりではないか。だけどまだ何かないか。来年のノーベル賞になるようなものはないのか。薬がないなら、全身に放射線かけるのはどうだ。死んだっていい、どうせ死ぬんだ、座して死を待つよりはマシだ。

なんだか段々と「感情」が論理的に聞こえてくるから不思議である。ここで、「だけどやっぱりやらない方がよい」を納得してもらうには、何より患者に信頼してもらわねばならない。そしてこの「信頼」は、理詰めで「こいつの言うことは正しい」と理解してもらうだけでは不十分で、感覚でもそう思ってもらわねばならない。

ある若い患者さんの奥さんが、担当医の私を信頼してくれた理由として、「あの先生は子供たちに優しかった」と言っていた、と後でナースから聞かされたことがある。患者さんの小さいお子さんの頭を撫でることと、患者さんの治療方針を正しく立てることの間に、論理的筋道は存在しない。しかし、だからこその「信頼」なのである。

最近は医者の「働き方改革」で労務管理がうるさく、臨終の患者を看取りに夜中に出て行くようなこともやりにくくなった。そんなの時間外勤務が増えるだけの、ただの無駄だ。当直に任せておけば「やることは同じ」だ、という理屈はその通りである。ただそういう「論理」でどこまで人は納得するだろうか。

さてその「人の死」にあたって、苦痛のないように、というのは万人共通の願いだろうが、もう一つ、わけが分からなくなって家族に迷惑がかかるのは嫌だ、というのも皆が思うところであろう。脳が侵されて人格が保たれない状態でただ生き永らえさせられるのは耐えがたい。ただ、「そうなる前に死にたい」と思っても、自分で死因となる病気を選ぶわけにはいかない。そうすると、「論理」の行き着くところ、自分で死に方をコントロールするには、一定の意識状態が保たれている段階で自殺をするしかないことになる。これは『新潮45』連載で佐伯啓思先生が出された結論で、また西部邁さんが「実践」したことでもある。

欧米の一部では安楽死が合法化されている。この「安楽死」の実態は医師による自殺の幇助であり、多くは致死薬の処方である。患者は医師から出された薬を自分で飲んで死ぬのである。２０１６年の米国医学会誌に、欧米の「安楽死」の実態がレポートされている。それによると、アメリカでもヨーロッパでも、癌患者が安楽死の過半数を占めるのだが、「痛み」を動機とするケースは少数派で、圧倒的に多くの患者は「自立性や尊厳を失うこと」を安楽死（つまり自殺）選択の要因に挙げているそうだ。これは非常に論理的で、「痛み」は薬物でどうにかなる場合が多いが、「自立性や尊厳の保持」はどうにもならない。

それに対して「安楽死反対」を主張する人たちの主な根拠は、「神は自殺を許さない。自殺幇助は医者の仕事ではない」ということで、こんなもの理屈になっていない。キルケゴールも絶望は「死に至る病」であると言い、絶望は罪であると言い、その対処法はキリスト教の信仰であると説くが、どうしてそれでその「死に至る病」が治って人は救われるのか、さっぱり分からない。結局のところ、キリスト教は、論理では自殺だの絶望だのに対抗することができないのが分かっていたから、そんなの無視して頭ごなしに「自殺は罪だ」と人々の感覚に訴えたのではなかろうか。ただしアメリカの医学界では安楽死反対が多数派だから、この「感覚」は、論理以上に向こうの医者を納得させている。

もうひとつ。現代の日本社会では、女性の多くが仕事を持っている。そのキャリアのためには、どう考えても妊娠や出産は不利である。ただ皆がその「論理」に従うと、誰も出産しなくなり、子供が生まれなくなって日本は消滅する。これに対抗するにはどうしたらよいか。

以前、同僚の医者が暗い顔をして、「家内と離婚の危機にある」と零していた。奥さんも医者であり、お子さんが一人ある。私の同僚は家事分担も相当こなしていたが、自身もキャリア志向の強い奥さんにしてみれば不満で、同僚の方も仕事に支障が出ることが不満で、「もうダメかも知れない」ということだった。なかなか妥協点を探るのは難しいんだろうな、と私は家内と噂していた。

しばらくしたら、その同僚が、いつにもまして早くに帰宅しようとしながら、「実は、下の子が生まれて」と嬉しそうに言うのを聞いて、私は仰天した。どういう弾みもしくは勢いでそういうことになったか、は聞けずにいたが、ともかくも彼の口からはその後離婚だのなんだのという話は一切出ない。やはり子供を作るのは勢いなんだ、考えてはいけないいんだ、と、娘一人しかいない我が家でつくづく語り合った。

ちなみに私は何かというと「国民感情は」なんてことを持ち出すどこかの国が嫌いである。やはり社会は法によって、また論理によって支配されるべきであると思うし、日本もそうあるべきなのはもちろんである。ただ現実には、リクツは感覚に勝てないことがままある。そういう時のことも考えておかないとね。

(2018.11.29)

36　順天堂不正入試の科学的考察

巷間持て囃される「最先端」は、「ガセ」と紙一重であり、後になって「ガセ」と判明したものは無数にある。信用できない理由は、「第三者による検証と確認がまだなされていない」からなのだが、これは当然で、いろんな人がすでにやっていれば「最先端」になるはずがない。かの小保方さんが『ネイチャー』誌に出した「画期的」なデータは、他の研究者によって再現ができず、結局撤回された。だが（撤回はされずとも）そもそもネイチャー誌に出されるデータの過半は再現できない、という報告があるくらいなのだ。

新治療法の効果も、最初に出た素晴らしい臨床成績が、その後の検証では「それほどでもない」となってしまうことはよくある。治験などの結果出される「最初のデータ」は、非常に条件が良い患者を対象にしている。一方、我々が実地に診療するのは年寄りとか、糖尿持ちとか、酒で肝臓がやられているとかいう患者さんであり、そういう人たちに使ってみると全然大したことない、となりがちなのである。

医学部の不正入試問題はどんどん大騒ぎになって、最初に出た文部科学省の役人の息子が裏口入学した話なんて、誰も覚えちゃいない。いくつもの大学が挙げられたが、やはり圧巻は「女子はコミュニケーション能力が高いから面接点を引き下げた」という、見出しだけ眺めると支離滅裂な釈明をした順天堂であろう。この妥当性を、あくまで「科学的」に解析してみる。

順天堂は根拠となる論文を提出していて、『Psychological Bulletin』誌に１９９１年に出されたものという。早速チェックしてみた。まず、この雑誌であるが、その格を表す「インパクト・ファクター（ＩＦ）」の数字は15くらいで、一流誌と言って良い（ついでながら、私が編集長を務めるＪＪＣＯ誌はＩＦ２・37）。

もちろん、ＩＦ40前後の超一流誌ネイチャーでもガセは出るので、これだけでは信用できない。しかし順天堂が引用したこの論文は、自分のところの「最先端」データを出したものではなく、それまでに公表された65個の研究をまとめて解析した「メタ解析」もしくは「系統的《システマティック》レビュー」と呼ばれるもののようである。そうすると「再現性」の問題はクリアされる。一般に、こういう解析のデータは、「エビデンス（科学的根拠）」のレベルとしては高いと評価される。

私も全文を読むだけの暇はなく、要約を見ただけであるが、それによると確かに、中高生では女子が男子よりも自我の成熟が早く、その差は「中等度に大きい」とあった。そしてその性差は大学生くらいになるとかなり小さくなり、それよりも年配の成人となると消失する、と書いてある。

これに加えて順天堂は、「平成25年から30年の面接評価点は、女子が男子に比較して平均して0・20点高い」という自前のデータを出し、上記の論文と合致する結果であると結論している。エビデンスレベルの高いデータがあり、自分たちの経験と照合しても一致するのだから、この知見はガセではなく、実地に応用してもいいだろうというのである。ここまでの議論は案外マトモである。

そして、順天堂の言わんとするのは、大切なのは大学卒業時もしくはその後の「コミュニケーション能力」なのだから、入学時のそれで判断すると女子の方を過大に、男子を過小に評価することになる、ということらしい。だから男子に「下駄を履かせ」て、「医者になったときのコミュニケーション能力」を「公平」に判定しようという趣旨のようだ。

ここに至って、話は俄に怪しくなる。まず、入試の時点であった「0・20点（これが引用論文の『中等度に大きい』差に相当するのだろうが）」の男女差が、医者になった時点で本当に消失しているのか、が不明である。そこを検証しないと「下駄を履かせる」妥当性が確認できない。何より、第三者委員会でも指摘されたらしいが、順天堂が男子に履かせた面接点の「下駄」は0・5点であり、どうしてこの差をつけたのか、が全くもって説明できない。

少なくとも現在の大学入試は、「受験時点での能力」の評価をもって行うのが公平と考えられている。「先のこと」を言い出したら、高校時代は受験勉強だけしていたガリ勉君よりも、高校時代に遊んでいた連中に「伸びしろ」分の下駄を履かせて評価しよう、なんて話も成立し、恣意的に合否判定基準を動かせてしまう。

ただ実際に、上記のようにして基準を設けているところはある。慶應大学医学部は難関として知られているが、定員のうち一定部分は内部生（慶應大学の附属高校）に充てていて、その割合は以前に比べて増えている。これは、ぱっと見では不可思議である。どう考えても、全国から難関を目指してやってくる秀才の方が、いわゆる「偏差値」は高いだろう。しかし話によると、そういう秀才のかなりの部分が入学後燃え尽きてしまい、附属高校でのびのびとやってきた内部生の方が大学進学および卒業後伸びるのだそうだ。この方針が世の中の非難の対象にならないのは、順天堂と違って初めから定員枠として公表されているからである。

ハーバード大学に入学するには、学業だけではダメで、作文や面接、それに推薦状なども重視されるそうである。ボランティアや部活動など課外活動も評価対象になる。ではたとえば、高校時代アメフト部の主将をやってチームをとりまとめていたのと、マネージャーとして縁の下の力持ちの役を務めていたのと、ボランティアで災害現場の復旧を手伝っていたのと、ケア施設で認知老人の世話をしていたのと、どれが一番評価されるのか。これは受験生には知らされておらず、全くのブラックボックスである。「透明性がない」という批判も多いが、大学側は頑として公表に応じない。「嫌なら来るな」ということらしい。

順天堂の先生方はハーバードが羨ましくて仕方がないことだろう。自分たちは科学的根拠に基づき、自分のところのデータも活用して「良い学生」を選抜しようと工夫しただけなのだ。透明性がない云々はハーバードも同じなのに、どうしてこっちは袋叩きになるのか。畢竟、「嫌なら来るな」と開き直ることができないからで、残念ながら「身の程が違う」としか言いようがない。

(2019.1.17)

37 どこまで「配慮」すればいいのだ

東京都の小池知事は、昨年のハロウィンの催しに、漫画『銀河鉄道９９９』のキャラクター「メーテル」の衣装を着て出た。すると大都市の税収の一部を地方に分配して「偏在是正」を進めようとする鳥取県の平井知事が「メーテルはギリシャ語で母、母の慈愛の心を持って」と呼びかけた。ところが小池さんはこれに対して「自分は子宮筋腫で子宮を摘出して、母にはなれない。傷ついた」と噛み付き、平井さんはお詫びする羽目になった。「配慮が足りなかった」ということになるらしい。

週刊新潮は２０１８年45号でこれを「言葉狩り」と報じていた。平井さんもあんな出たがりおばさんのコスプレなんかスルーしてしまえば良かったのに、多少はヨイショのつもりもあったのだろう。お遊びイベントでのことに「乗って」きてくれたのに、いきなり深刻な話にして自分が被害者だと訴えるのは野暮である。どちらが田舎者か、と考えてしまうが、この表現もまた「田舎の方々」に「配慮が足りない」ということになるのだろうか。

話は変わる。修業中の若い医者を「レジデント」という。元々の意味は「住み込み」で、以前は３６５日、24時間院内で診療に当たっていた。「レジデントはノミに似ている。死んでいく犬から最後に離れる」という表現（お断りしておくが、英語の論文からの引用である）もあって、とにかく重症患者にずっと張り付いていたものである。

ただ昨今の「働き方改革」によって、若いセンセイたちの労働環境は、大幅に「改善」されている。当直明けの日は休みになり、土日は原則、出勤しない。シフトの関係で週に2日当直があったりすると、その週の実働は3日のみ。これでは入院患者の継続的な診療など任せられるはずがない。だがしかし「君らもそんなんじゃ勉強にならんだろう。土日も出てきて患者を診たらどうだ」なんて言おうものなら「強制」になって、下手したらパワハラである。その分我々「上級医」が出て働くのだが、これも「働き方改革」によって休日出勤を控えるように言い渡されている。当直に任せろというのだが、内科入院患者だけでも200人、いろんな病気まぜこぜで、一人や二人の当直で対応できるわけがない。

どうしてこんなことになったかというと、医者の労働環境への「配慮」である。それ自体は間違っていなくて、私自身もその恩恵に浴しているはずなのだが、休日の病院が極度に人手不足になることは否めない。実際に、週末は脳卒中や心臓発作の救命率が低いと報告されている。ある有名な医師が、身内を入院させた時、週末の病院がいかに動いてくれないか、病院は患者のためではなくてそこで働く人間のためのものなのか、という嘆き節を縷々綿々と綴り、一流医学雑誌に載った。

一連の事項の根底にあるのがいわゆる「政治的な正しさ《ポリティカル・コレクトネス》」で、換言すれば「建前」である。人を傷つけるような言葉や行動は厳禁、働き過ぎは不可でその強制などもってのほか、セクハラやパワハラは犯罪で刑事告発の対象になる。

建前は世の中に必要不可欠なものであって、これがあるから秩序は保たれ、社会の分断化が防げる。畏れ多いことではあるが、陛下の「お言葉」は建前の塊みたいなものだろう。国民は、そこに御心が入っていることを察知して敬慕の念を抱く。一方で皇族の「お言葉」に「個人的見解」が少しでも混じると、「政治的発言」などと物議を醸してしまう。だから「建前」は崩してはならぬものらしい。この建前の効用は、それをかなぐり捨てたトランプ大統領の下でのアメリカの分断化を見ても明白である。

しかしながら建前というものは現実と乖離しがちであり、それが「正義」として強制力をもつとどこかで歪みが必ず出てくる。世の中の「現実」の中には、人間は「恩知らずで気まぐれで偽善者で厚かましくて小心で欲張り」（マキアヴェッリ）もしくは「嘘つきで狡猾で不実で恩知らずで悪党で（中略）放蕩者で狂信家で偽善者で愚か者」（ヴォルテール）ということも含まれる。それがどこまで建前に耐えられるか。

アメリカでは、女性医師の数が急速に増えているが、その指導医のなり手がいなくて問題になっている。みな、「セクハラ」「パワハラ」の告発を恐れて逃げてしまうのである。これについて、指導医となるべき医者たちの意識が低いことを責め立てるのは簡単だが、とはいえ全く悪意なく言った（つもりの）一言が、もしくはやった（つもりの）行動が、「配慮」を欠いたハラスメントととられてしまうのではないかという中年男性の医者の恐怖は、私には分かる。たぶん平井知事にも分かるだろう。彼らも我らも、自分たちが聖人君子にはなれないのを知っている。

そういうふうに「逃げている」間はまだいい。逃げ場を失い追い詰められた「邪悪な（普通の）」人間たちは、ある日突然爆発する。それを誘発するのは、たとえばトランプのような「配慮」とは無縁で本音丸出し、「政治的正しさ《ポリティカル・コレクトネス》」など糞食らえと公言する「英雄」である。あんな醜悪で下品な言動の人物が支持を集めるのは理解できない、アメリカの有権者はバカか、と考えがちだが、アメリカの有権者がバカなら日本もそうだろう。「愚かなる」民衆の「邪悪な」本性を解放するポピュリストはそこら中にいる。山本夏彦翁は「正義は国を滅ぼす」と喝破した。

さて先日、私の病院で、「来月から化学療法科に2ヶ月間ローテートします」という研修医からの院内メールを受け取った。メールでの挨拶には今さら驚かないが、いきなり、「来月○○日から××日まで夏休みを申請してよろしいでしょうか」ときたのにはさすがにびっくりである。ちなみに院内規定では「夏休み」は年間のどこで取ってもよく、それは各人の「権利」である。各科の部長（この場合は私）はそれに「配慮」しなければならない。

今、私は、この研修医をつかまえて「ふざけるな馬鹿野郎」と一喝した上でこのことを忘れてやるか、そのまま黙って申請を認めた上でずっと根に持つか、のどちらにすべきかと考えている。なに？　そこは「配慮」してやって、かつ気持ちよくその研修医を処遇してやればいいいって？　そんなのできねぇんだよ。悪かったな。

(2019.2.7)

38　当たり前が当たり前でなくなると

今でもそうだろうと思うが、化学の問題は、面倒な計算がつきものである。使うのは普通の加減乗除だけなのだが、桁数が多かったりして手間がかかり、途中の計算ミスもおこりがちである。私が高校生だった頃、みんな授業の宿題や問題集を解くのに電卓を使っていた。化学の先生はそれに対し、「大学入試では電卓は持ち込み不可だから、常日頃から手計算をするようにしておかないと本番で間違う」と叱っていた。

電卓に限らず、従来は自分でやっていたことを、いろんな機械がみんな肩代わりしてくれる。それは全体としては「進歩」なのだろうが、一方で今まで当たり前にやってきた「人間」の側としては、退化もしくは堕落と言えなくもない。いくつかの領域ではそれに気がついて、昔は普通にやっていたことをわざわざ意識的にやり直す、という反動現象も見受けられる。

アメリカのビジネスマンは、建物の外では車で移動し、中ではエレベーターを使い、歩いたり走ったり階段を登ったり降りたりしない。当然のことながら身体を動かさなくなり、肥満や糖尿が出てくる。そうするとスポーツクラブやジムに入って運動不足の解消を試みるのであるが、そこでやっていることはベルトコンベアーの上で歩いたり走ったり、もしくはマシーンの階段やスロープを登ったり、ということである。考えてみればこんなのわざわざ金を使って暇を潰してやるほどのことはなく、自分の会社のビルで階段を使えばよさそうなものなのだが、誰もそういう矛盾を感じていない。日本でも状況は同じようなものだろう。昔のお百姓は、「銭を払って機械の上で歩かせてもらう」ことを理解できないに違いない。

紙に文字を書く習慣が失われて久しい。そうなると、英語などはともかく、漢字が書けなくなる。私は、同年代の中では漢字をよく知っている方だと自負してきたし、現在は物書きでわずかながらも収入を得ている身であるのに情けないのだが、紙に書こうとすると漢字が出てこなくて困っている。すべてパソコンなどの変換機能に頼りっきりである。

漢字検定なるものが流行ってきたのには、こういう背景があるようだ。客観的には、ここまでパソコンやスマホが普及してしまえば、読む方はともかく書く方の漢字をそんなに覚えなくても機械に任せてしまえばＯＫで、第一誰も機械に勝てやしない。だから以前に比べどうみても（相対的に）不要になった「漢字の読み書き」の能力を「検定」する必然性はないはずである。なのに英語検定を凌ぐ勢いで受験者が増え、ついには検定を行う協会で利益の不適切流用だの内紛だのという騒ぎが起こったほど「儲けすぎ」になる有様である。つまり以前は「生活必需」であった「読み書き」が「趣味道楽」として流行した形である。

そうした「趣味道楽」の「漢字検定」を極めた芸能人がテレビのクイズ番組に出て人気を博す。この手の番組で、漢字書取の他に出されるのは中学高校の入試問題などであるが、明らかにそういうのが不要になった年代の漫才師などが勉強して知識を競ったりしている。この「勉強」は実用とは無縁の「芸」であり、一方で肝腎の中高生は読書をしなくなり教養が急速に失われつつある。どこか間違っている。

どこが間違っているかを考える前に、我々医者の世界を眺めてみる。至る所で、それこそ「昔は自分でやっていた」ことをやらなくてもよくなった。私がまだがんセンターにいた頃だから10年以上前のことだが、「普通の」胸部レントゲン写真のオーダー件数よりも、CTの件数の方が多くなったと放射線科の医者が言っていた。私らの頃はそういうレントゲンをためつすがめつ、いかにして情報を得るかと必死になっていたが、今はＣＴをワンクリックでオーダーして、しかも放射線科がレポートをつけてくれるから自分で読影しなくてもよい。そちらの方が早いに決まっている。

ＣＴの被曝量は案外バカにならないもので、過剰な使用は避けるべきだが、若い医者はそんなことに頓着しない。文明の利器を利用しない手はないと考える、というより反射的に検査してしまうのである。先日私は、あるレジデントが、血液検査で膵臓に異常の可能性が出た若い女性に対してＣＴを、それも「頸部から骨盤まで撮影お願いします」とオーダーしたのを見つけてさすがに怒った。「お前は、膵臓がどこにあるか知らんのか。それともお前の膵臓は、頸からぶら下がっているのか！」

たぶんそういう医療の専門分化の行き過ぎを反省して生まれたのが「総合診療科」である。多くの病院や大学でこの部門が設けられ、それなりに医学生や研修医の人気もあると報道されているが、私が知る限り実のところあまりうまく運営できていないらしい。一つには、もともとすべての医療者が当たり前に、ごく普通にやっていたことを「わざわざ」独立させたため、皮肉にもこれ自体が別の「専門分化」をしてしまったようだ。他の科の「専門医」たちが、「何だか分からないが、自分たちの領域ではない」という病態を、身も蓋もなく言ってしまえば「診たくない患者」を、体よく追い払う先にしてしまったのである。いつかご紹介した、「人が死ぬところを診る」という、明らかにすべての医療での共通領域が「緩和ケア科」として「独立」し、他の医者はそこに任せて自分は手を出さない、というのと構図は非常によく似ている。

まとめると、以前はみんな当たり前にやっていたことが、「進歩」によってやらなくてもすむようになった。そうするとその反動で「それをわざわざ（もしくは趣味として）やる」動きが出てきて、一部の人がそれに専念する。そして「みんなが普通にやっていた」ことが、一部の専門家もしくは趣味人のみが行う「特殊領域」となってしまった、ということである。問題は、「歩くこと」「読み書き」「教養」、そして医者にとって「患者を診ること」「看取ること」が「特殊領域」になってもいいのか、ということである。

そのうちＡＩ（人工知能）が発達して、我々の代わりに考えてくれるそうだ。そうすると、「考える」こともまた、一部の人間のみが「趣味でわざわざ」やる「余芸」になるのだろうか。それって、どういう社会なのだろう？

（2019.2.14）

39　救急隊の苦労を思う

マイケル・サンデル著『それをお金で買いますか』（鬼澤忍訳、早川書房）の中にこういう話がある。イスラエルの保育所で、親が子供を迎えに来るのが遅くなり、そのために保育士が居残りする、という問題があった。解決のため、保育所は迎えが遅れた親から罰金を取るようにした。そうしたら予想に反して、親が迎えに遅れるケースが増えたという。

つまり親は、遅れたために払うお金を罰金でなく、時間外まで子供を預かってもらう追加料金だと認識したのである。「保育士さんに申し訳ない」という後ろめたさを感じることなく、遅くまで子供を預かってもらえると誤解してしまった。「金を払うからいいだろう」という感覚である。

話は変わる。救急車出動件数は年ごとに増加し、平成29年も過去最多を記録した。それにつれてどうしても出動が遅れるケースも出てくる。１１９番通報から怪我人や病人を病院へ搬送するまでの所要時間は平均39・3分、20年前に比べて13・3分長くなったそうだ。

ここで問題なのは救急車の不適切利用で、搬送者中の約半数が入院の必要のない軽症者だったという。まあこれは、「素人には重症だか軽症だか分からない」という反論にも一理ある。ただし、明らかに「こいつは」と思うものも多く、待合室で待つのが嫌だとか、昼間は忙しくて病院に行けないとか、「タクシー代わりに」なんて輩も沢山いる。救急隊がかけつけたら、玄関で「患者」本人が買い物籠を持って待っていた、なんて話はザラである。私の病院でも、軽症と診断された救急患者が、「タクシー代がもったいないから（所持金はあるのだ！）救急車で家まで送れ」とごねた例があった。

議論になるのが救急車有料化で、そもそも諸外国ではこちらの方が当たり前になっている。２０１６年の日経メディカルによると、アンケートを受けた医師の９割近くが救急車有料化を支持すると答えたそうで、いかに世の医者連中が、こういう「不適切利用」に憤慨しているかが分かる。医者がそうなら、実際に搬送する救急隊の方々はもっとそうだろう。

だがしかし、有料化反対論も根強い。貧しい人たちの医療機会を奪う、という話は措いて問題になるのは、有料化してしまうと、サンデル教授の本にあるイスラエルの親のように「金を払うからいいだろう」と、「患者」が「客」としての扱いを要求し、より「不適切利用」が増えないか、という懸念である。だから救急隊の人たちは、医者ほど有料化に賛成ではないらしい。

もう一つ。本物の重症で、どころか瀕死の状態で、家族が119番をする。かけつけた救急隊が心肺停止を確認し、蘇生術を行おうとすると、「やめて」と言われる。患者はもともと、たとえば癌の末期で、「蘇生を希望しない」という意思表示をしていたという。救急隊は「命を救う」のが仕事で、「やらない」判断はできず、現場で板挟みになってしまう。

こうした事態に対して、東京消防庁の懇話会は2月に、患者本人が心肺蘇生を望まないことがかかりつけ医などから確認できた場合に家族から同意書をもらい、蘇生や搬送を中止できるようにする、という新たな仕組みの導入を答申したそうだ。「今年（2019年）中の運用を目指す」らしいが、かかりつけ医への連絡には時間もかかると思われる。確認がとれないうちにどんどん患者の状態が悪くなって（なるだろう）、心臓が止まりそうになったらどうするか。救急隊はさぞ辛かろう。

そもそも家族が119番なんてしなければ、という話になるが、患者の状態が悪化すると、どうしても救急車を、となる。それに、そのまま放っておくと、「見殺しにした」と保護責任者遺棄罪に問われかねない。そういう時は、消防庁からの連絡に対応してどうこうではなく、かかりつけの医師が直接往診して、心肺停止になったら死亡確認をし、死亡診断書を書けばいいのだが、まだなかなかそこまでやってくれる先生は少ない。家族から「具合が悪くなって、死にそうだ」という連絡を受けても、「じゃあ、救急車を呼んで、病院に運んでもらえ」と言うだけ、の場合が圧倒的に多い。

そして、十分に「分かっている」家族で、この患者の病気は末期であり、本人も蘇生などを望んでいないし家族もその方針に同意、という場合でも、やはり救急車を呼ぶ。私はかつて、上司のドクターの奥さんが末期癌となったのを担当した。年末に外泊され、1日2日は調子が良かったらしいが、すぐに状態が悪くなった。ドクターから連絡があった。「もう長くないと思うが、本人は病院に戻りたくないと言う。もしもの時は、家まで来てくれるか?」。私は了承した。

大晦日の夜、病院から帰宅する途中で携帯が鳴った。「家内が苦しんでいる。なんとかならないか?」。私は病院にとって返し、モルヒネと鎮静薬の注射剤を処方して袋に入れ、先生の自宅に向かった。着いたときには奥様は亡くなっていた。私はあらためて死亡確認をし、「先生、申し訳ありませんが用意してきました」と言って、持ってきた死亡診断書に必要事項を記載した。

もちろん、仮に私が到着したとき、奥様がまだ苦しまれていたら、手持ちの薬剤で症状をコントロールした。医者にはこれができるが救急隊にはできない。だが家族には、もっとできない。「命を助けてくれ」ではなく、「苦しむのを見ていられない」という理由で救急隊を呼ぶこともあるのだ。そういう事例はこれからも増えてくるだろうが、「救命」しか想定していない現場は対応できない。呼ばれる救急救命士さんたちの苦悩は深まるばかりである。

わが編集者は16年前に新潮社で倒れ、心肺停止に陥った。助けたのはその場で蘇生術を行った若手社員二人と、かけつけて電気的除細動で心拍を再開させた救急隊である。わが編集者が復帰後にその隊長さんを訪ねて行ったところ、我がことのように喜んでくれたという。その隊長さんは新宿区でも随一のベテランだった（わが編集者の悪運の強いところ）そうだが、その経験豊富な方でも、ここまで完全復活した事例は数えるほどしかないらしい。思えば報われることの少ない、苦労の多い、大変なお仕事である。誰が何と言おうと職業に貴賤はあって、これは最上の「貴」だと私は思う。

（2019.5.16）

40　人が死ぬのはそんなに嫌か

昔の葬式では、故人が高齢であれば、その長寿を祝って参列者に強飯《こわめし》（赤飯）が振舞われたという。落語「子別れ」の熊さんは、90歳を超す長命で亡くなったご隠居の葬式で般若湯《はんにゃとう》（酒）をしたたかに飲んで酔い潰れ、起きた後でこの強飯の弁当を懐に吉原へ繰り込む。年寄りから先に死んでいくのが「めでたい」ことだと、誰も疑問をもたなかった時代の話である。

東大名誉教授の大井玄先生は、死の床の老人のわきで孫たちを遊ばせて、死ぬということがどういうものかを肌で感じさせ、分からせるのが良いとおっしゃっている。「死」は忌むべきものではなく、自然なもの、あるべきものだと理解させることが大事だという趣旨だが、裏を返すと現代では、わざわざ意図的にそうしないと子供たちは死を「学ぶ」ことができないのだろう。

今や死は「自然」どころの話ではなく、見たくないを通り越して「あってはならない」くらいの扱いを受けている。神戸市須磨区で、余命宣告を受けた末期患者とその家族を受け入れ、利用者の希望に添った介護や看護を実費で提供する「看取りの家」なる施設が計画された。余命わずかな患者さんに望ましい最期の場所を提供する、というのだから、まことに結構な話である。

ところが住民の猛反対に遭い、計画は結局頓挫してしまった。住民と事業者がもみあいになり、警察まで出動したというから穏やかではない。事業者側の説明会の申し入れも、住民自治会側は拒否したという。主な反対理由は、「住宅地に死を持ち込むな」ということらしい。ある住民の女性は「必要な施設だが離れた場所につくってほしい。見える範囲でなければあってもいい」と語ったそうだ。

〝NIMBY（not in my backyard）〟自分の裏庭には嫌だ、という言葉があるが、これはその最たるものだろう。例によって新聞は、事業者側の手続き的な不備も含めて「中立的」に報道しているが、何を遠慮しているのかと私は思う。これが、裏庭に米軍基地ができてうるさいとか、原発ができて不安だとか、凶悪犯専用の刑務所ができて怖いとかいうのなら分かる。しかし、よりよき死に場所を求めている人に対して、「自分の近所で死んでくれるな」とはなんたる言い草か。

それなら、孤独死しそうな独居老人を近隣から追い出す方がはるかに理にかなっている。死んでから数ヶ月もたって発見されたりすれば後の片づけも大変だ。一方、施設で家族に看取られる病人が、コミュニティにどういう迷惑を及ぼすというのか。ついでに言うと、この「看取りの家」は5人程度を受け入れるそうなので、亡くなるのは週に一人くらいであろう。大きい病院ではどこでも1日一人以上のペースで死亡退院が出ている。それを近隣住民が気にするなんて話は聞いたことがない。

私は癌の医者であるから感覚が違うと言われればそれまでだが、「死を日常的に目にするのはつらい」という住民のコメントには、呆れるばかりである。若い人や子供が事故や犯罪の犠牲になるのを見たくない、というのなら当然で、私だってそうだ。だが、繰り返すが、不治の病に冒された人が安らかに臨終を迎えようというのに、「どこかよそで死んでくれ」とおおっぴらに主張する神経は到底理解できない。これが、現代日本における一般人の「普通の感覚」なのか。私はかつて、現代の医療は人が死ぬことを前提としていないと書いたが、社会もまた人が死ぬことを認めないかのようである。

人命は地球よりも重いという。この言葉は論理的に成立しないとの指摘もあるが、それについては今回どうこう言わない。ただ、人命がそういう比喩で表現すべきほど大事なものなのだとしたら、その理由はたった一つ、必ず消えてなくなるからである。永遠に続く命なんて、貴重でもなんでもない。だから、死から目を背けることはすなわち、人命を軽視していることなのである。お疑いの向きは、「人が死ぬことを認めない」現代の延命医療の現場を御覧になればよい。そこで「命」が尊重されているように感じられるだろうか。

以前に私は、若い患者さんが末期癌で手の施しようがなくなった時、患者さんのご両親が、患者さんをそのお子さんたちと会わせないようにしたいと言っている、とナースから聞かされて驚いたことがある。どうしてかと訊ねたら、「お父さんが病気になって苦しんで、死んでいくのを見ていると、子どもたちのトラウマになるから」ということであった。

さすがに患者さんが気の毒である。私はご両親に、今は患者さん本人を第一に考えて欲しいと話し、患者さんの奥さんの了解を得てその立ち会いの下、小学校1年生のお嬢さん（下のお子さんはまだ小さかった）にこう説明した。

「お父さんは、重いご病気です。先生もいろいろ治療していますが、残念ながら良くなっていません。ごめんなさい。ただこういうつらい時は、家族の人にそばにいてほしいものです。お父さんもそう思っておられるでしょう。できるだけ一緒にいてあげてください。これは先生からのお願いです」

私は、自分が泣かずにこれだけを言うのが精一杯だった。やっとのことで絞り出した私に対して、その子はちょっと当惑したようにお母さんの顔を見上げ、返事を促されて素直に頷いていた。患者さんが亡くなった後、私はこの子から手紙をもらっている。私のことなどどうでもよいが、この子は、お父さんが亡くなっていく姿から、何かを感じ取ってくれたと、私は信じている。この患者さんは、自分自身を通して、我が子にとても大事なものを伝えてくれたと、信じている。その真価は、ずっと先、この子自身が死を迎える時に初めて分かるのかも知れない。

ローマの墓碑銘に、こういうのがあるそうだ。"Sum quod eris, fui quod sis." 直訳すると、「我は汝がいずれなるであろうところのものにして、かつては、汝が今かくあるところのものなりき」。つまりは「私も昔は（今の君のように）生きていた、君もいずれ（今の私のように）死ぬだろう」という意味だが、ピンと来ない方のために、故・池田晶子さんが紹介された、背筋も凍る意訳をここに記しておく。

墓碑銘を読んでいくと、そこにはこう書かれていた：「次はお前だ」

（2019.8）

『週刊新潮』連載「医の中の蛙」２０１７年7月20日号〜２０１９年8月8日号から選んだものに加筆・修正を加えました。本文末（　）内は初出年月日です。

里見清一　本名・國頭英夫。日本赤十字社医療センター化学療法科部長。1961(昭和36)年鳥取県生まれ。東京大学医学部卒業後、国立がんセンター中央病院内科などを経て現職。著書に『偽善の医療』など。

Ⓢ新潮新書

844

「人生《じんせい》百《ひゃく》年《ねん》」という不幸《ふこう》

著　者　里見清一《さとみせいいち》

2020年１月20日　発行

発行者　佐　藤　隆　信

発行所　株式会社新潮社

〒162-8711　東京都新宿区矢来町71番地
編集部(03)3266-5430　読者係(03)3266-5111
https://www.shinchosha.co.jp

印刷所　株式会社光邦

製本所　加藤製本株式会社

ISBN978-4-10-610844-0 C0247

価格はカバーに表示してあります。

Ⓢ新潮新書

125 あの戦争は何だったのか 大人のための歴史教科書 保阪正康

戦後六十年の間、太平洋戦争は様々に語られてきた。だが、本当に全体像を明確に捉えたものがあったといえるだろうか——。戦争のことを知らなければ、本当の平和は語れない。

137 人は見た目が9割 竹内一郎

言葉よりも雄弁な仕草、目つき、匂い、色、距離、温度……。心理学、社会学からマンガ、演劇のノウハウまで駆使した日本人のための「非言語コミュニケーション」入門！

141 国家の品格 藤原正彦

アメリカ並の「普通の国」になってはいけない。日本固有の「情緒の文化」と武士道精神の大切さを再認識し、「孤高の日本」に愛と誇りを取り戻せ。誰も書けなかった画期的日本人論。

149 超バカの壁 養老孟司

ニート、「自分探し」、少子化、靖国参拝、男女の違い、生きがいの喪失等々、様々な問題の根本は何か。「バカの壁」を超えるヒントが詰まった養老孟司の新潮新書第三弾。

336 日本辺境論 内田樹

日本人は辺境人である。常に他に「世界の中心」を必要とする辺境の民なのだ。歴史、宗教、武士道から水戸黄門、マンガまで多様な視点で論じる、今世紀最強の日本論登場！